中医药文化·思政教育

王诗源　主编

山东大学出版社
SHANDONG UNIVERSITY PRESS
·济南·

图书在版编目（CIP）数据

中医药文化·思政教育 / 王诗源主编. —济南：山东大学出版社，2021.7

ISBN 978-7-5607-7044-4

Ⅰ.①中…　Ⅱ.①王…　Ⅲ.①中国医药学—普及读物　Ⅳ.①R2-49

中国版本图书馆 CIP 数据核字（2021）第 123222 号

策划编辑　徐　翔
责任编辑　徐　翔
封面设计　张　荔

出版发行　山东大学出版社
社　　址　山东省济南市山大南路 20 号
邮政编码　250100
印　　刷　济南华林彩印有限公司
规　　格　787 毫米 ×1092 毫米　1/16
　　　　　11 印张　160 千字
版　　次　2021 年 7 月第 1 版
印　　次　2021 年 7 月第 1 次印刷
定　　价　58.00 元

《中医药文化·思政教育》编委会

主　　编　王诗源
参编人员　尹永田　陈莉军
　　　　　金一兰　汤继芹
　　　　　李　颖　刘　川
　　　　　马　莉

序　一

中国传统文化博大精深、源远流长，是中华民族智慧的结晶。习近平总书记指出：中华民族的优秀文化传统“是我们民族的‘根’和‘魂’，丢了这个‘根’和‘魂’，就没有根基了”。2021 年 5 月 9 日，习近平总书记给《文史哲》编辑部全体编辑人员的回信中指出：“增强做中国人的骨气和底气，让世界更好认识中国、了解中国，需要深入理解中华文明，从历史和现实、理论和实践相结合的角度深入阐释如何更好坚持中国道路、弘扬中国精神、凝聚中国力量。”要“在新的时代条件下推动中华优秀传统文化创造性转化、创新性发展”。

中医药文化是中华文明的重要组成部分，是中华民族具有强大生命力、创造力和凝聚力的文化基因之一，是中华优秀传统文化的重要载体和典型代表。习近平同志指出，中医药学是“祖先留给我们的宝贵财富”，是“中华民族的瑰宝”“打开中华文明宝库的钥匙”，“凝聚着深邃的哲学智慧和中华民族几千年的健康养生理念及其实践经验”。

2019 年《中共中央国务院关于促进中医药传承创新发展的意见》明确指出要“实施中医药文化传播行动”。2021 年国家中医药管理局、中宣部等五部委联合印发的《中医药文化传播行动实施方案（2021—2025 年）》中指出：中医药学的哲学体系、思维模式、价值观念与中华优秀传统文化一脉相承，深刻认识传承发展中医药文化是弘扬中华优秀传统文化、推动中医药传承创新发展的实践需要。强调要“挖掘整理中医药蕴含的中华文化内涵元素，确立中医药文化精神标识”。

山东省委书记刘家义同志在2020年11月全省中医药大会上的讲话中要求“聚力实施‘中医药文化弘扬传承工程’”，让中医药文化深入人心，坚定文化自信”，指出在新的历史发展阶段，我们要深入学习贯彻习近平总书记对中医药的重要指示批示和全国中医药大会精神，牢固树立中医药传承创新发展的责任感和使命感。深入挖掘中医药文化内涵和时代价值，推动中医药文化贯穿国民教育，融入生产生活，促进中医药文化创造性转化、创新性发展，为中医药振兴发展、健康中国建设注入源源不断的文化动力。

山东中医药大学王诗源教授，长期从事中医科研、教学、临床及管理工作，本次带领团队，按照国家对传承创新发展中医药文化的要求，将科研诚信、医德医风、爱国主义、文化自信等思政元素，以中医药文化为载体进行梳理总结，体现了中共中央、国务院印发的《关于新时代加强和改进思想政治工作的意见》中“要推动新时代思想政治工作守正创新发展”的要求。该书充分挖掘中医药文化的深刻内涵，坚持与时俱进方针，遵照新形势下思政工作内涵发展的要求，将中医药文化与思政教育有机融合进行了大胆探索，赋予中医药文化新的时代价值，创新性地通过讲故事方式，增强了思政教育的吸引力和时代感，使读者能够在阅读学习的过程中潜移默化地深化职业道德素养、厚植爱国主义情怀，增强民族文化自信，真正将社会主义核心价值观作为价值导向和行为遵循，外化于行，内化于心，是一本值得推荐的思政教育读本。

省卫健委党组副书记、副主任，省中医药管理局副局长　庄严

2021年7月

序　二

在中国共产党成立100周年之际，中共中央、国务院印发的《关于新时代加强和改进思想政治工作的意见》中明确指出：思想政治工作是党的优良传统、鲜明特色和突出政治优势，是一切工作的生命线。加强和改进思想政治工作，事关党的前途命运，事关国家长治久安，事关民族凝聚力和向心力。习近平总书记指出："中国传统文化博大精深，学习和掌握其中的各种思想精华，对树立正确的世界观、人生观、价值观很有益处。"① "学史可以看成败、鉴得失、知兴替；学诗可以情飞扬、志高昂、人灵秀；学伦理可以知廉耻、懂荣辱、辨是非。"②这些论述都揭示了中国传统文化在思想意识形态领域的积极意义和珍贵价值，也确立了中国传统文化在思政教育实践中的重要地位。扎根中国传统文化土壤，发挥优秀传统文化在思政教育中的作用，对传统文化进行创造性转化、创新性发展，是把握新时代思政教育规律，探索新时代思想意识形态建设的重要课题。立德树人是对中华民族优秀传统文化的继承和创新，是新时代思政教育的重要组成部分。

中医药作为中华文明的杰出代表，是中国各族人民在几千年生产生活实践和与疾病作斗争中逐步形成并不断丰富发展的医学科学，为中华民族

---

① 习近平：《学习和掌握中国传统文化的各种思想精华》［EB/OL］,（2014-09-11）［2021-04-20］http://www.wenming.cn/djw/specials/djwwpt/wxgx/201409/t20140911_2172272.shtml.

② 转引自丁涛：《习近平论历史文化"金句"：学史鉴得失 学诗志高昂》［EB/OL］,（2019-02-02）［2021-04-20］http://politics.people.com.cn/n1/2019/0202/c1001-30608828.html.

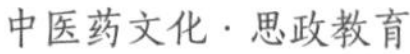

繁衍昌盛做出了卓越贡献。中医药在历史发展的进程中，兼容并蓄、创新开放，形成了独特的生命观、健康观、疾病观、防治观，实现了自然科学与人文科学的融合和统一，蕴含了中华民族深邃的哲学思想。中医药文化，是历代人民群众与自然环境、社会环境作斗争的历史，在这个斗争的历史过程中，体现了中华民族自强不息的奋斗精神。正是这种奋斗精神，推动着国家发展、民族进步。2021 年 5 月 12 日，习近平总书记在河南省南阳市考察时，首站走进医圣祠，对中华民族几千年中医药发展，特别是经过抗击新冠肺炎疫情、非典等重大传染病之后发挥的作用给予极高评价。总书记到访医圣祠，再次传递了弘扬中华优秀传统文化、增强民族自信和文化自信的鲜明信号。

今天，中华民族正站在一个新的历史起点上，正在向实现第二个百年奋斗目标坚定迈进。努力培养担当民族复兴大任的时代新人，是伟大新时代吹响的教育号角。要进一步发挥中医药文化特色优势，弘扬社会主义核心价值观，培育民族精神和时代精神，推动新时代中国特色社会主义文化繁荣兴盛，为中华民族的伟大复兴注入强大精神动力。

本书创新性地从中医药文化中，提炼撷取了古代医家学术美德故事、古代医家医德医风故事、中医药传承的历史使命和本草中的中国传统文化四部分内容，前两篇古代优秀医家的学术美德和医疗美德文化，是中国优秀传统文化在长期的历史发展中沉淀下来的宝贵精神财富，蕴涵着丰富的人生哲理、道德修养，体现了“惟进取也，故日新”的创新思想，“君子强学而力行”的坚忍不拔的治学精神，“路漫漫其修远兮，吾将上下而求索”的学无止境的探索精神，“大医精诚”的职业道德，“苟利国家生死以，岂因祸福避趋之”“位卑未敢忘忧国”“常思奋不顾身，而殉国家之急”的爱国精神和家国情怀，有力地展示了中国传统文化中积极向上的价值理念与思维方式，以及崇德向善、追求真理、积极创新的学术品格和职业道德；后两篇内容则通过中医药在历史长河中肩负传承的历史使命和本草中蕴含

的中国传统文化的展示，从社会、历史、民俗等多个角度，潜移默化彰显了民族文化自信和制度自信。该书是我校中医药工作者着力中医药文化思政元素的挖掘、思政教育工作探索的新途径，是学习党史传承红色基因、献礼建党100周年的重要举措，相信对于推动学校的思政教育工作具有重要的意义和作用，欢迎各个领域的思政教育工作者参考使用。

山东中医药大学党委书记　武继彪

2021年7月

前　言

思政教育是思想意识形态建设的重要内容，将思政教育蕴于中医药传统文化建设，是思想意识形态建设的创新形式。本书立足新时代思政教育的实践要求，从中医药文化中，推陈出新，古为今用。本书主要包括四部分内容，即古代医家学术美德、古代医家医德医风、中医药传承的历史使命和本草中的中国传统文化。

第一部分古代医家学术美德篇，梳理了 20 位医家的学术道德故事和 2 个古代医家著书立说的专题故事，总结这些医家求实创新、严谨治学、注重诚信的优良学术美德，旨在发扬和传播这些优秀医家追求真理、积极创新的学术品格和道德精神。医学科研工作者应当树立以为国家和人民服务为目标的研究志向，为国家、民族的繁荣富强作贡献；要从优秀的中医药传统文化中汲取科研道德养分，形成注重诚信、讲求责任的优良学风，营造风清气正、互学互鉴、积极向上的学术生态。

第二部分古代医家医德医风篇，涵盖了“病若在己身　医者父母心”“存淡泊明志　弃攀慕虚名”“但虑病危重　己身置度外”“三人有吾师　同行不相轻”“医者需自重　慎独修正身”“不文过饰非　做‘自讼之医’”“言行必周全　病私需慎言”“轻利存仁义　勿倚技牟利”“病普同一等　医一视同仁”“上医能医国　医者家国情”十个主题，每个主题都含有多个医家医德故事。我国古代医家的医德是中国优秀传统文化在长期的历史发展中沉淀下来的宝贵精神财富，蕴涵着丰富的人生哲理、道德修养，集中体现了中国传统文化的价值理念与思维方式。宋代林逋《省心录》云：“无恒

德者，不可以作医。人命死生之系。”医学不光是一门单纯的应用学科，更是一种社会道德和伦理科学。“天覆地载，万物悉备，莫贵于人”，“人命至贵，有贵千金”，尊重生命，崇德向善是每一个医务工作者所应有的态度。

第三部分中医药传承的历史使命篇，通过介绍中医药在历史上的诸多首创、取得的成就，中国古代对传染病认识及中医药防疫措施，中医药国际交流合作，中医药在抗战中的作用，爱国中医人士的故事，中医药与航天，航海事业，中医药在港澳台，中医药再创辉煌走向世界等专题，介绍了中医药承载的历史责任和使命传承，把中医药的家国情怀渗透其中，让读者在中医药文化渊源的解读中，感悟祖国历史和传统文化，增强民族归属感和文化认同感，坚定中华文化自信。

第四部分本草中的中国传统文化篇，讲述了丁香、韭菜、艾叶、薏苡仁、柏树、槐花、木瓜、花椒、覆盆子、橘、荠菜、牡蛎、桃、石榴、香蒲等15种中药来源的传统文化内涵，将中华文明及其形成和传承的世界观、人生观、价值观、审美观等中华民族的文化基因，潜移默化地寓于中医药本草知识中。

本书融知识性、实践性、故事性和趣味性为一体，让读者在对中医药文化进行全方位解读和了解的同时，感受中华传统文化的博大精深，树立良好的生命道德观和人与自然和谐的健康观；同时也在本书学习的过程中，增强中国特色社会主义道路自信、理论自信、制度自信、文化自信。

本书的手绘插图由尹永田老师组织山东中医药大学于子清、陈璐和山东交通学院包萨仁高娃（蒙古族）同学绘制，植物图片来自李颖、步瑞兰两位老师的摄影作品。由于时间仓促、水平有限，书中有许多不足之处在所难免，敬请各位读者批评指正，多多给予指导。

作 者

2021 年 7 月

目　录

第一篇　古代医家学术美德故事

第二篇　古代医家医德医风故事

第三篇 中医药传承的历史使命

第四篇 本草中的中国传统文化

第一篇

古代医家学术美德故事

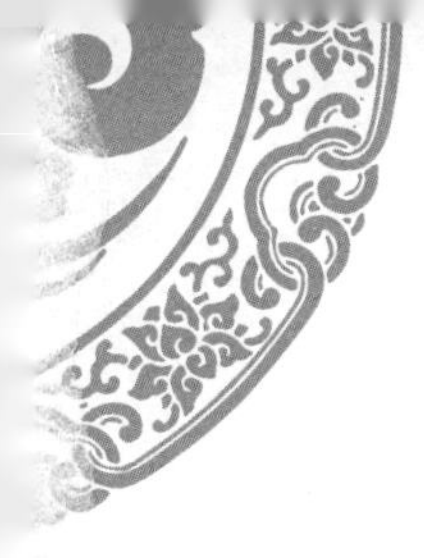

一、医宗扁鹊不贪虚功实事求是的学术精神

扁鹊，姬姓，秦氏，名越人，春秋战国时期名医，齐国渤海卢（今山东济南长清区）人。《史记·太史公自序》云："扁鹊言医，为方者宗。"晋代葛洪则以扁鹊为"治疾之圣"，明代杨继洲称扁鹊为"祖师"。扁鹊不但是医学科学的奠基人，他高尚的医德医风和实事求是的学术精神也是万世之表率。

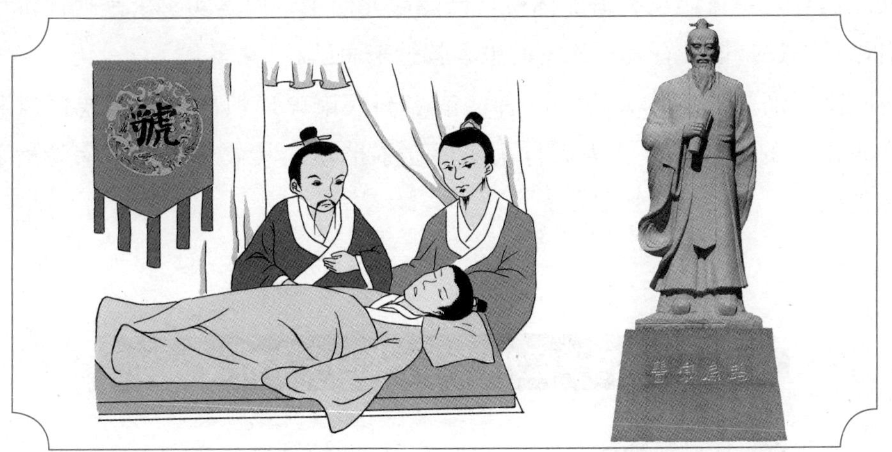

《史记·鹖冠子》记载，魏文王曾求教于名医扁鹊："你们兄弟三人都精于医术，那么请问，在你们三兄弟中，究竟谁的医术是最好的呢？"扁鹊回答道："大哥的医术最好，二哥的医术差些，而我是三个人中医术最差的那一个。"并解释说："我大哥治病，是在疾病发生之前，病人自己还没有意识到身体不适，大哥就能识别发病的先兆，并及时给药预防了疾病的发作，他是治未病，但这使他的医术难以被世人认可。我二哥治病，是在病初起之时，症状尚不明显，二哥稍加用药就能遏制病情，别人都认

为二哥只能治小病。而我治病，都是在病情十分严重、病人痛苦万分时，我需要用砭石在经脉上穿刺放血，或在患处敷以毒药以毒攻毒，这样治疗效果比较引人注意，病情改善变化明显，以至于名闻天下。”扁鹊非常实事求是地分析和评价了自己兄弟三人的医疗水平。

而扁鹊到虢国行医，赶上虢太子暴死，扁鹊听闻太子死的经过后感觉非常蹊跷，便主动至虢宫门下求治，发现太子只是体内气血猝然闭塞不通出现的死亡假象，于是扁鹊快速地在太子的头、胸、足等几个穴位进行砭石针刺治疗，太子果然起死回生了。人们都认为他是神医，称赞他能“起死复生”。扁鹊却谦逊地说：“越人非能生死人也，此自当生者，越人能使之起耳。”扁鹊没有借此标榜自己能起死回生，而是实事求是地评价了自己只不过是把没有真正死去的患者救过来而已。

除了高超的医术，扁鹊这种淡泊名利、谦虚谨慎的高尚医德医风和实事求是的科学态度，为后世医家树立了楷模，其被尊奉为医宗是当之无愧的。

二、淳于意开明而严谨的学术精神

淳于意是西汉初期著名的医学家。汉文帝时，他曾任齐太仓令，故称“仓公”。大史学家司马迁对他特别推崇，在《史记》中，将他和医宗扁鹊放在一起，作了《扁鹊仓公列传》，而医圣张仲景在《伤寒杂病论》的序言中，也把淳于意与神农、扁鹊等相提并论，可见其学术影响力之大。淳于意最伟大的贡献是首创病历的书写。他对每位就诊患者的个人资料、疾病的诊断治疗经过等都进行了详细记载，并将典型病例的治疗经验和教训等都一一如实进行总结，成为中国医学史上第一部医案——《诊籍》，这也是世界历史上病历的首创，比西方病历的创立早数百年。

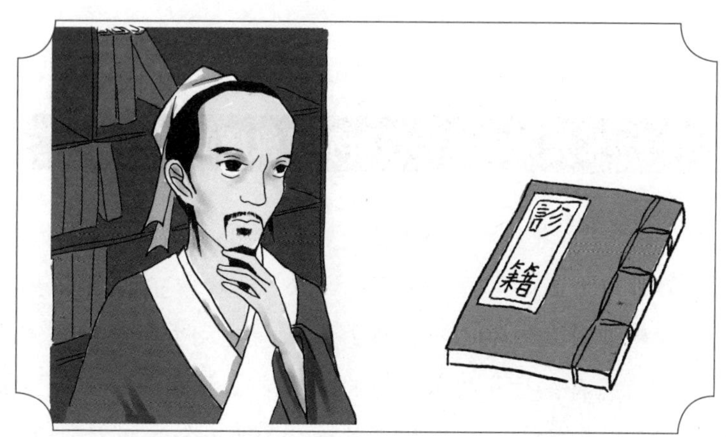

淳于意在《诊籍》中不是只记录自己治疗成功的病案，也记录误诊的病案。据载，汉文帝曾问他诊病能做到全部正确没有失误吗，淳于意坦诚地回复："时时失之，不能全也。"意思是我不能做到诊治万无一失。他将误诊及治疗不当的病案记录在册，用来警示自己，也提醒其他医者在面对类似的情况时不要犯相同的错误。能坦诚面对自己的失误，并愿意把误诊医案作为教学资料流传于世，让后世医者引以为戒以惠及百姓，淳于意这种实事求是的科学态度，着实令人钦佩。

在封建社会，同行之间往往将自己的治病秘方视为谋生的饭碗，都是秘而不宣的，甚至很多家族还立下传男不传女的规矩。而淳于意在行医过程中，发现单靠自己一个人的能力根本无法救治天下所有百姓。于是便决心打破这种知识封闭的狭隘格局，对每一位找他求学的人，他都丝毫不吝惜自己所学，悉心指导，非常乐于公开自己的诊疗经验和有效的药方，同时他还非常注重医学传承教育，是秦汉时期文献记载中带徒最多的一位医家。淳于意思想开明、胸襟开阔，他的这种大公无私的学术精神值得我们每一个人学习。

三、张元素虚怀若谷和不畏权威的学术精神

张元素，字洁古，宋金时期的名医，易水学派创始人，后世又尊称他“易水老人”，著有《脏腑标本寒热虚实用药式》《珍珠囊》等传世经典之作。

张元素性格谦逊，遇到医术比他好的人就主动去学习。他曾经为一位叫刘景升的危重患者治疗，患者当时面色蜡黄，形容枯槁，气若游丝，张元素判断其已经是病入膏肓，便告知患者家人他也确无回天之力。几年后，张元素偶遇刘景升，刘景升不仅没有病亡，反而身体强壮。刘景升说后来家人请了一位道人为他诊治，道人让他每日吃梨喝梨汤，病竟然逐渐痊愈了。张元素听完之后，非常愧疚，感叹自己学识不足而眼睁睁让患者回家等死，他对自己的徒弟们说：“人命大于天，行医治病，但凡病人有一点生机，我们就不能放弃，山外有山，我们要多去向别人学习。”正是因为有这样谦逊的态度，张元素的医术才不断进步，最终成为了一代名医。

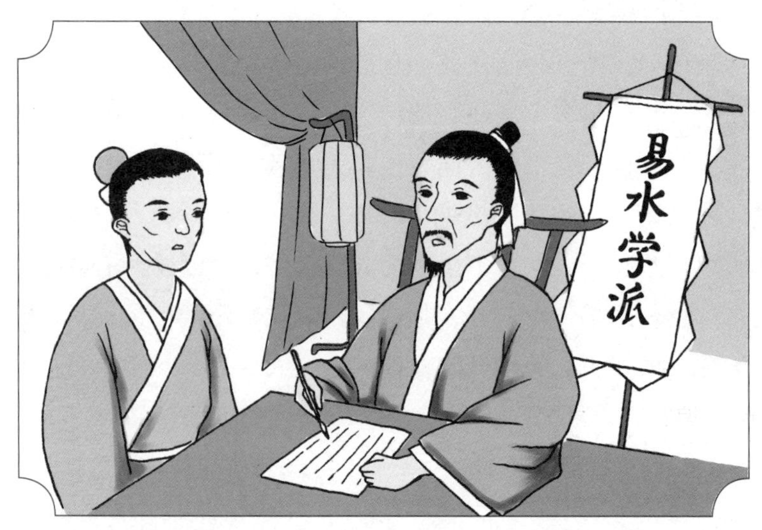

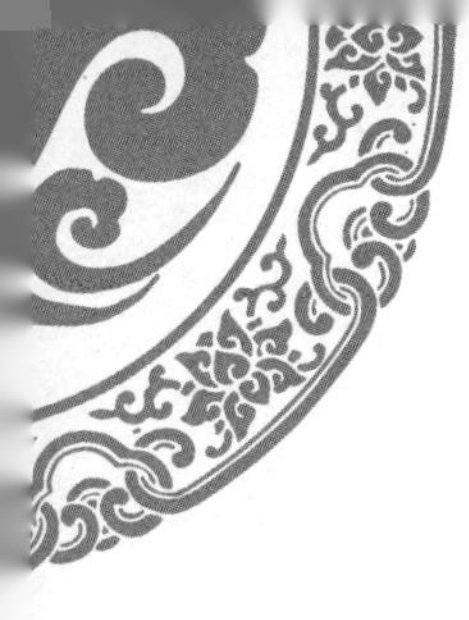

张元素虽然谦逊，但他在学术医理的探究方面，无论是面对前代的成规还是当代的权威，都敢于质疑和探究。据《金史·张元素传》记载，由于金元以前佛老玄学泛滥，医家多因循守旧，盲目尊崇古方，而张元素认为“运气不齐，古今异轨”，即不同的时间和地点，气候、地理及人文因素亦不同，应该不拘泥于古方，因此每次都针对患者的不同症状开出新的药方，获得了很好的效果，于是他便提出了很多新的理论观点。当时同朝名医金元四大家刘完素，医名显赫一时，且他年长张元素 20 多岁，一直反对张元素的观点。一次，刘完素生病了，他按照自己的理论辨证治疗，却一直不见好转，其他的医生听说刘完素自己都治不了，都不敢前去应诊。张元素听说后竟不请自到，但刘完素面朝墙壁而卧，根本不理睬他。张元素毫不在意，自行给刘完素诊脉。诊完脉，就其病情谈了自己的观点。刘完素听后表示认可，便决定按张元素的思路治疗，不久病就好了。从此，刘完素也认同了张元素的很多创新理论。

张元素在无名道医面前敢于承认自己医术上仍有不足，而在学术名望比自己高的权威前辈面前却敢于挺身而出，这种谦虚求实又学术必争的精神，使得他在医学方面不断取得成就。后人不仅尊他为“易水学派”鼻祖，还称他为“医学改革家”。明代李时珍称赞他“大扬医理，《灵》《素》而下，一人而已”。

四、王惟一的学术创新精神

王惟一，是宋代杰出的针灸学家和医学教育家，他总结了宋以前针灸学的发展，编写了《新铸铜人腧穴针灸图经》，并主持铸造针灸铜人两座。针灸铜人的铸造开创了针灸教学进行实践操作的先河，同时将穴位和经络形象化与直观化地展示，对针灸学临床和教学起了很大的促进作用，为历

来针灸学家所推崇，为中国医学的发展做出了不可磨灭的贡献。

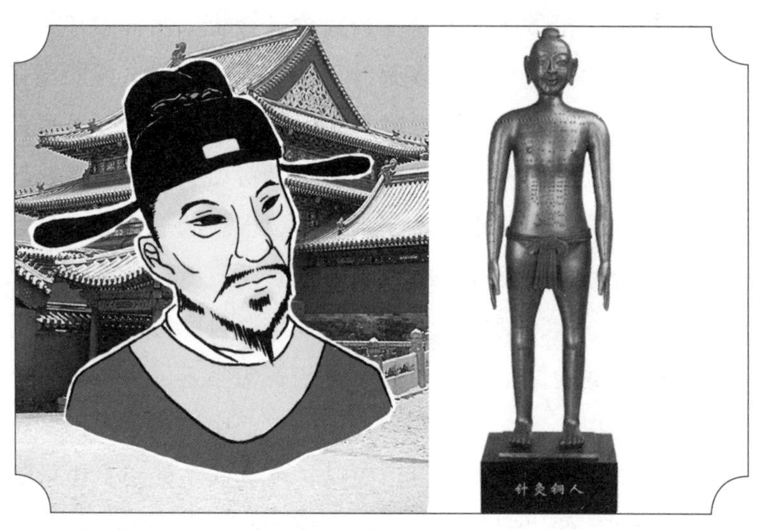

王惟一所取得的学术成就与他宝贵的学术创新精神是分不开的，北宋年间，针灸术非常盛行，但是由于历代战乱和朝代交替，造成很多针灸学古籍的遗失，各种后世书籍中对经典针灸理论的摘录和传抄更是错误频出，学习者不能看到针灸经典著作的原貌，导致错误的穴位定位、应用等情况经常发生。这种情况下，作为翰林医官，王惟一决定编绘一部规范的针灸图谱，他考订针灸经络，“纂集旧闻，订正讹謬”，编撰《新铸铜人腧穴针灸图经》（简称《针灸图经》）三卷，后来被作为法定针灸学教材，在全国范围内统一发行。《针灸图经》完稿后，王惟一担心流传过程中再次出现传抄讹谬，便创造性地将之刻于石壁上，在大相国寺内建成针灸图石壁堂，昭示公众，以便学者观摩。王惟一还创造性地主持铸造了两个标有十二条经脉循行路线及穴位的铜人，以配合《针灸图经》用于针灸学的学习。王惟一亲自设计铜人，从塑胚、制模乃至铸造的全部过程，都和工匠们在一起，攻克了无数技术难关，终于在公元1027年铸成了两座针灸铜人。铜人体表标有354个穴位名称，所有穴位都凿穿小孔，体内还有木雕的五

脏六腑和骨骼，这个铜人既是老师讲授“人体腧穴课”的“金刚钻”，又是检查学生腧穴定位的“试金石”。考试时在铜人体表涂蜡，体内注满水，令被试者取穴进针，如果取穴部位准确，则针进而水出。如取穴有误，则针不能插入。

《铜人腧穴针灸图经》和针灸铜人对经络及穴位的规范和推广普及起到了积极作用，同时促进了中国及世界针灸医疗技术的发展，是中国针灸史上的里程碑，被视为“中国医学史上的珍宝”。在医学史上，针灸铜人是世界上最早创制的人体经脉经穴模型，也是世界上最早的如实反映人体内脏及骨骼的解剖模型，开创了直观化教学的先例，是教育史上形象实物教学法的重要发明，堪称世界首创。正是由于王惟一严谨创新的精神，才有了这么多“世界首创”的头衔。

五、“外科鼻祖”华佗钻研创新和不耻下问的学术品德

华佗，沛国谯县人，东汉末年著名的医学家。华佗医术高明全面，精通内、外、妇、儿、针灸各科，尤其擅长外科，精于手术。华佗生活的三国时代，魏、蜀、吴争战不休，外伤患者大量出现，迫切需要外科手术疗法。为了减轻患者外科手术时的痛苦，华佗想了不少办法，做了不少试验，却总是收不到预期效果。一次，他去行医的时候，听当地百姓说有一种臭麻子花（曼陀罗花）具有麻醉作用，便请老百姓带他去找到了这种植物，并亲自服用尝试，用后感觉头晕目眩，满嘴发麻。于是就连花带果采集了很多回去进行实验，同时又走访了许多医生，收集了一些其他有麻醉作用的草药，经过多次不同配方的炮制研究，终于成功配制出具有麻醉作用的药剂。他又尝试把麻醉药和热酒配制，发现麻醉的效果更好，因此便给这种药取名“麻沸散”。华佗的麻沸散用于手术要比美国医生摩尔顿发明的

乙醚麻醉术早 1600 多年。正是华佗极高的创新研究精神和实践精神，才研制出有效的外科麻醉药。他也被后人称为“外科鼻祖”。

虽然被誉为“神医”，华佗却依旧保持着孜孜不倦的求学精神和不耻下问的谦逊态度。一次，华佗给一位年轻人诊治头风病，效果却不好。后来年轻人的病被一位乡野郎中给治好了，华佗便决心去找那位郎中拜师学艺，怕因自己名声太大，人家会拒收，便改名换姓去当了学徒。在当学徒期间，华佗勤勤恳恳，最终学得了治疗头风病的绝技。等出师之时，郎中知道眼前这个卑躬谦逊的学徒竟然是医名远扬的华佗时，不由得惊叹不已。

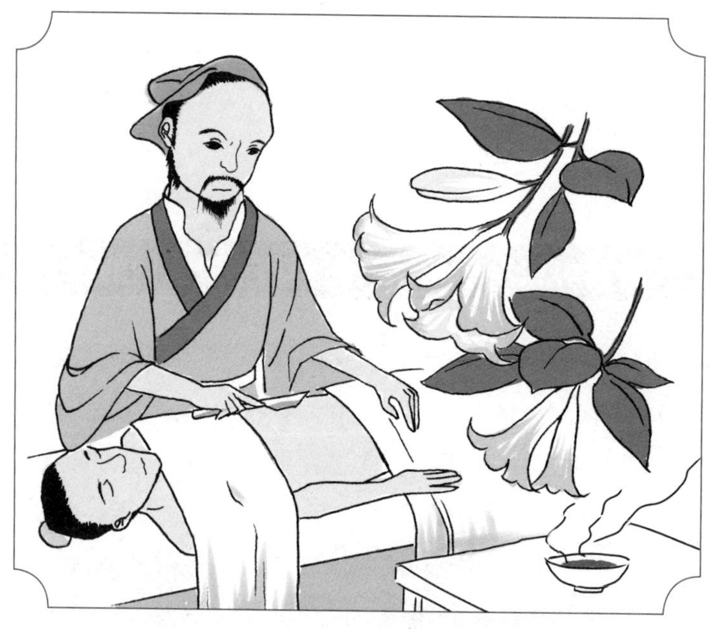

华佗的另一个重大贡献，是对运动健身疗法的提倡和创新，他把体育运动和强体祛病联系起来，创造了一套健身操“五禽戏”，即通过模仿“虎鹿熊猿鸟”的动作来祛病强身的一种健身方法，开辟了医疗事业的新领域，为人类的健康做出了巨大贡献。新事物的创造来自于创新，正是有了他的创新钻研精神才取得了这么多的辉煌成就。

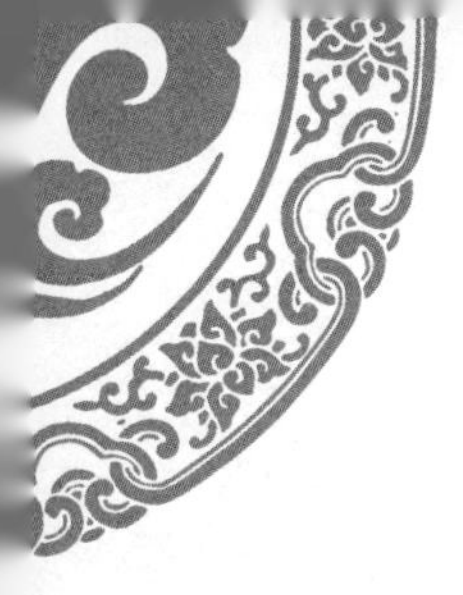

六、“为医林改错”的王清任

王清任，字勋臣，直隶玉田（今属河北）人，是清代富有革新精神的解剖学家与医学家。王清任的人体解剖实践是我国解剖学史上第一次大胆的创新，他根据解剖观察及行医经验，写成一部具有创新精神的解剖学专著——《医林改错》，对我国解剖学的发展做出了重大贡献。被西方医学界称为中国近代解剖学家。

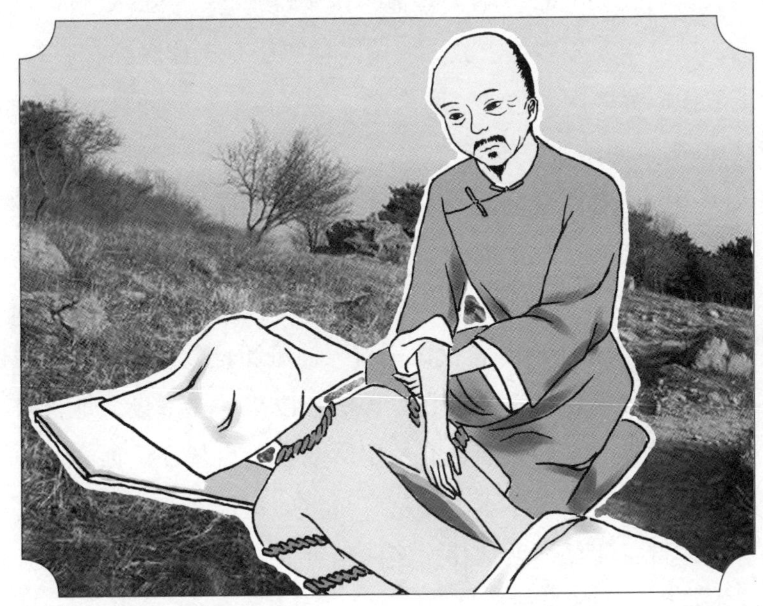

王清任年轻时即潜心学医，曾在北京行医，名噪一时。他在研习历代医书和临床实践的过程中，发现“古人脏腑论及所绘之图，立言处处自相矛盾”。即认为古书中对人体内脏结构的描写与实际情况不符，并认为“著书不明脏腑，岂非痴人说梦；治病不明脏腑，何异盲子夜行”。封建社会

受“身体发肤，受之父母，不敢毁伤”的儒家忠孝思想的影响，解剖人体历来被视为大逆不道，封建政府也都制定各种法律条文禁止解剖破坏尸体。但王清任却敢于冲破封建礼教束缚，想尽一切办法进行尸体的解剖学研究。

嘉庆二年（1797 年），王清任至滦县稻地镇行医时，适逢流行“温疹痢症”，每日死小儿百余，他不畏染病之险，一连 10 多天，详细对照研究了 30 多具尸体内脏。他与古医书所绘的“脏腑图”相比较，发现有些古书中的记载多不统一。他为了解除对古医书中说的小儿“五脏六腑，成而未全”的怀疑，嘉庆四年（1799 年）六月，在奉天行医时，闻听有一女犯将被判处剐刑（肢体割碎），他赶赴刑场，仔细观察，发现成人与小儿的脏腑结构大致相同。后又去北京、奉天等地多次观察尸体，并向恒敬（道光年间领兵官员，见过死人颇多）求教，明确了横膈膜是人体胸腔腹腔的分界线。此外，王清任也曾多次做过“以畜较之，遂喂遂杀”的动物解剖实验。

经过 30 多年的钻研，本着“非欲后人知我，亦不避后人罪我……唯愿医林中人……临症有所遵循，不致南辕北辙”的科学态度，王清任终于搞清了人体的内部结构，他根据所得资料精心绘出了《脏腑图记》，并于逝世的前 1 年，著成《医林改错》一书（两卷），刊行于世。书中有图谱 25 幅，自创新方 31 个，纠正了有些古代医书对人体脏腑记载的错误，是我国解剖学历史上具有重大革新意义的著作。《医林改错》一书极大地丰富了祖国医学宝库，对世界医学的发展也有一定影响。梁启超评论他“诚中国医界极大胆革命论者，其人之学术，亦饶有科学的精神”。范行准在《中国医学史略》中评价王清任“就他伟大实践精神而言，已觉难能可贵，绝不逊于修制《本草纲目》的李时珍”。

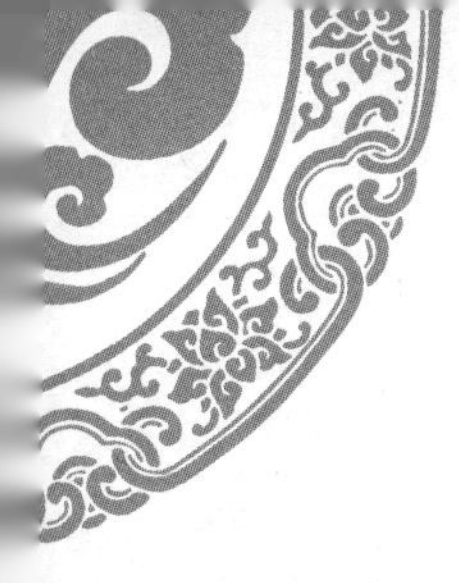

七、吴有性深入疫区的实践精神和学术创新精神

吴有性，字又可，江苏吴县人，生活在明末清初之际，是“温疫学派”的创始人。著有《温疫论》一书，其学术思想使温疫学说独立成体系，并开创了一套温热病的辨证论治方案。正是他不畏艰险的创新实践精神，使他成为中国古代传染病学的先驱。

明代崇祯十四年（1614年），河北、山东、江苏、浙江等地瘟疫肆虐，疫疠死者相枕藉的惨状处处可见。但是当时的大夫因循守旧，不知变通，机械地使用《伤寒论》里的治法来进行治疗，一味地追求经方，因缺乏自主辨证的能力，耽误了病情，导致出现“一巷百余家，无一家仅免，一门数十口，无一仅存者”的悲惨局面。吴有性认为“守古法不合今病”，指出患者是“不死于病，乃死于医”。吴又可不畏艰险，亲自深入疫区，他不仅仅和患者亲密接触，甚至去研究发病的动物，以考证动物是否和瘟疫有关。通过深入研究探索，吴又可提出了“牛病而羊不病，鸡病而鸭不病，人病而禽兽不病。究其所伤不同，因其气各异也”的“种属免疫”观点。同时，通过结合气候因素、环境因素、预防措施和社会因素等对瘟疫的发生、发展、传播等进行深入研究，创造性地提出疫病的病因为“戾气”而非一般的六淫病邪，继而创立了“戾气”学说，并撰写了《温疫论》一书，该著作开我国传染病学研究之先河，并率先提出类似病毒感染传播的理论，比西方要早了200多年，因此“戾气”致病之学说，也是世界传染病医学史上一个伟大的创举。

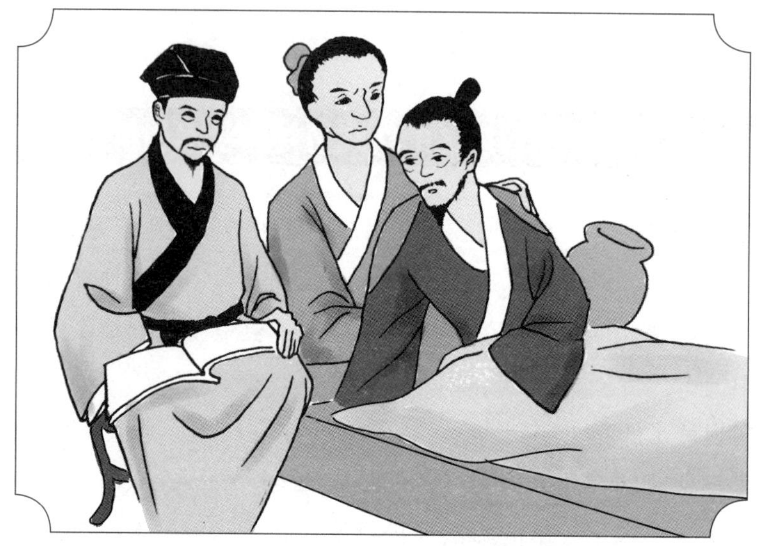

吴又可还根据自己的研究指出，患者从感触疫邪到发病是存在一段间隔时间的，也就是我们常说的“潜伏期”。然而当时吴又可的创新理论并没有得到广泛的认可，甚至被后来医学大家们视作“异类”。当时的权威陈修园对《温疫论》如此不屑一顾，认为其“创异说以欺人，切不可随波逐流”。但时至今日，吴又可的这些来源于实践的观点都被现代医学一一证实。他的“戾气说”与后来西医之中的“病原微生物学”非常契合。吴又可还提出以物遮掩口鼻的防止传染措施，并提出通过隔离患者、焚烧尸体及患者用品等方法，来阻止疫情扩散，都实实在在收到了防控效果。

吴有性的医学成就不仅造福了同历史时期的万千患者，还使当代中国人民从中受益，2003 年有人曾以《温疫论》中的经方“达原饮”来治疗“非典”收到了良好的效果。此外，达原饮在新型冠状病毒的治疗中也起到了重要作用。吴有性通过实际行动完美地诠释了实践是检验真理的唯一标准，创新才是发展的第一动力。

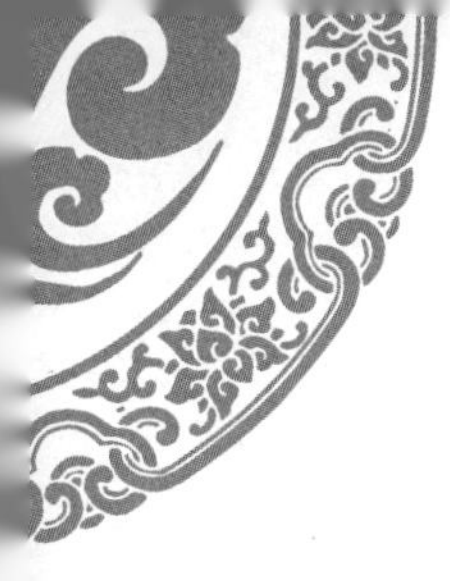

八、葛洪的求学精神和学术创新精神

因成功提取青蒿素获得科学类诺贝尔奖的屠呦呦，曾在获奖致辞中说："每每遇到研究困境时，我就一遍又一遍温习中医古籍，正是葛洪《肘后备急方》有'青蒿一握，以水二升渍，绞取汁，尽服之'的截疟记载，给了我灵感和启发，使我联想到提取过程可能需要避免高温，由此改用低沸点溶剂的提取方法，并最终突破了科研瓶颈。只叹生不逢时，如果东晋时期就有诺贝尔奖的话，我想，葛洪应该是中国第一个获此殊荣的医者。"

屠呦呦致辞中提到的葛洪是东晋著名的医药学家，葛洪为后世创造的如此巨大的贡献与其刻苦求学的精神是分不开的，《初潭集》中记载葛洪年少时家道中落，"衣不避寒，食不充虚"，而且数次失火，家中收藏的经典书籍都被焚毁，他就背着书箱步行，去别人家借书抄写。《晋书·葛洪传》中记载葛洪白天需要上山打柴以换取书籍，夜晚抄读记诵，用卖木柴的钱买纸抄书，晚上点燃柴草来一边取暖，一边借火光阅读。"孜孜勤之，夙夜勉之，命尽日中，而不释之，饥寒危困，而不废学，岂以有求，于当世哉？乐之自然"，求知的乐趣，使他不分昼夜，不顾饥寒，孜孜不倦地读书。他不仅勤学，而且好问，常常跑几十里路去寻师求教。葛洪如此沉迷于求知学习，而没有玩耍类的任何爱好，甚至不知道棋盘上有多少条线，也不知常用赌具的名称。曾经有个官宦子弟，嘲笑埋头苦学的葛洪说："你读那些书能当饭吃吗，你看我不读书不是要比你过得好吗？"葛洪淡淡地回敬道："污泥中的泥鳅，不知四海之广阔；腐草中的萤火虫，看不到日月的光辉。"葛洪一生淡薄名利，潜心研究医学和养生保健学，认为"权贵之家，虽近在咫尺也不去逢迎，对有识之士，虽路途遥远艰险也一定去造访"。葛洪读书涉猎极广，在《抱朴子外篇·自叙》中提到"贪广览，

于众书乃无不暗诵精持，曾所披涉，自正经、诸史、百家之言，下至短杂文章，近万卷”。

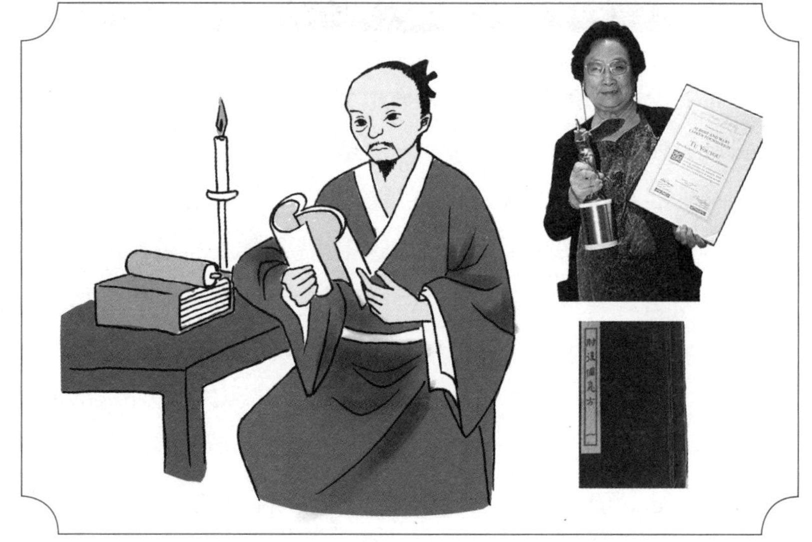

葛洪潜心研学的同时，也敢于“疑古”，他反对“贵远贱今”，强调创新，认为“古书虽多，未必尽善”，坚持贯彻重视实验的思想，葛洪的这种学习和实践精神使得他在世界医学历史上，开创了诸多第一：他是世界首次记载天花病的医学家，比阿拉伯的雷撒斯要早 500 多年；发现了沙虱是传染疾病的媒介（恙虫病），比美国医生帕姆在 1878 年的记载要早 1500 多年；他还是第一个将狂犬的脑子敷在狂犬病人伤口上来医治狂犬病的人，因此他也是预防医学的介导者。

葛洪在行医实践中，注重总结治疗心得，虚心向民间医生学习并搜集民间医疗经验，并以此为基础，完成了百卷著作《玉函方》。葛洪一贯主张用简便易得之方，反对用贵重难求之药。自谓“篱陌之间，顾眄皆药；众急之病，无不毕备”，其中有关临床常见疾病、急病及其治疗等摘要简编而成《肘后备急方》，堪称中医史上第一部临床急救手册。

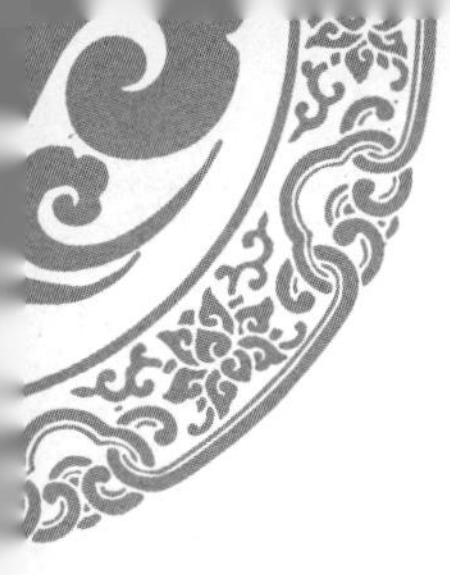

九、朱丹溪志坚不移拜师学医

朱丹溪，名震亨，字彦修，是元代著名医学家，因其故居有条美丽的小溪，名“丹溪”，所以后世学者遂尊之为“丹溪翁”或“丹溪先生”。

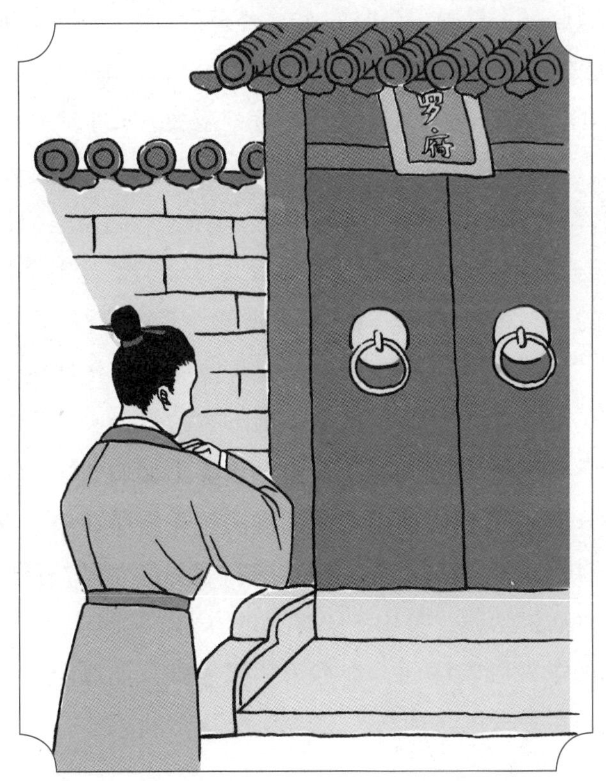

朱丹溪从小聪敏好学，苦读儒家经典四书五经，以便走封建社会“学而优则仕”之路。在他15岁那年，父亲、伯父、叔叔先后因病去世，而这“一切皆殁于药之误也”，即都是医生诊治用药不当造成的。在他30岁的时候，他的母亲也得了疑难病，“众工束手”，即很多医生都无能为力。而中国

的传统孝道认为“为人子者，不可不知医”，意思是作为子女的一定要懂一些医术，以便更好地照顾父母。已经 30 多岁的朱丹溪便立志开始钻研岐黄之术，三年便大有进益，朱丹溪自己开方，治好了母亲的病。

朱丹溪 36 岁时，宋代理学大师朱熹的四传弟子——许谦来江南义乌讲学，虽然他年岁已大，但也立即背起行囊，报了学习班。在他 40 岁的时候，他的妻子又因病去世，而师傅许谦也患有重病不得而治，朱丹溪下定决心走从医之路，他因此想去求师于当时的医学大家罗知悌。罗知悌师从“金元四大家”之一刘完素的弟子荆山浮屠，一直归隐山林，除治病外，很少与人接触，且性格孤僻，愤世嫉俗，对选拔徒弟更是苛刻至极。朱丹溪去拜见罗知悌时，直接被拒绝了，“十往返不能通”“蒙叱骂者五七次”，即被通报了十余次、被斥责了多次，却连罗知悌的宅门都没让进。但他却“志益坚，日拱立于其门，大风雨不易”，如此“趑趄三月”，前后共持续了整整三个月的时间。后来罗知悌被他的诚心和坚守所打动，倾其所学，悉心传授。

古语云：“人过三十不学艺”。但朱丹溪凭借其深厚的儒学功底，扎实的理学根基，以百折不挠的精神和坚韧不拔的毅力去精研医学，即便年过四十也照样学有所成，而且是大成。朱丹溪临床水平高超，而且善于总结，撰有《局方发挥》《格致余论》《金匮钩玄》《丹溪心法》等十多部至今对中医临床仍有重大指导作用的著作。朱丹溪倡导“阳常有余、阴常不足”说，创阴虚相火病机学说，善用滋阴降火的方药，中医上称他为“滋阴派”的创始人。他的学说影响深远，日本医学家为研究学习朱丹溪的学说与医术，还专门成立了“丹溪学社”。

十、避讳的中药名

封建时代为了维护等级制度的尊严，在说话或者写文章时遇到君主或

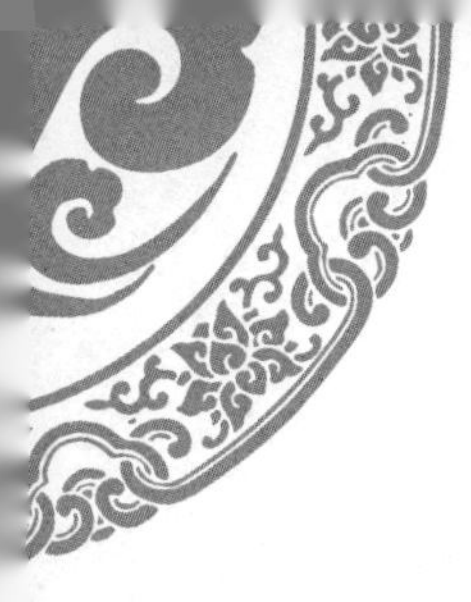

尊长的名字都不直接说出或写出，以表尊重，这就是避讳。《公羊传·闵公元年》说：“春秋为尊者讳，为亲者讳，为贤者讳。”这是古代避讳的一条总原则。历代帝王为了维护皇权的至高无上、突出自己的特殊地位都积极推行，将避讳的中心转移并把范围扩大。

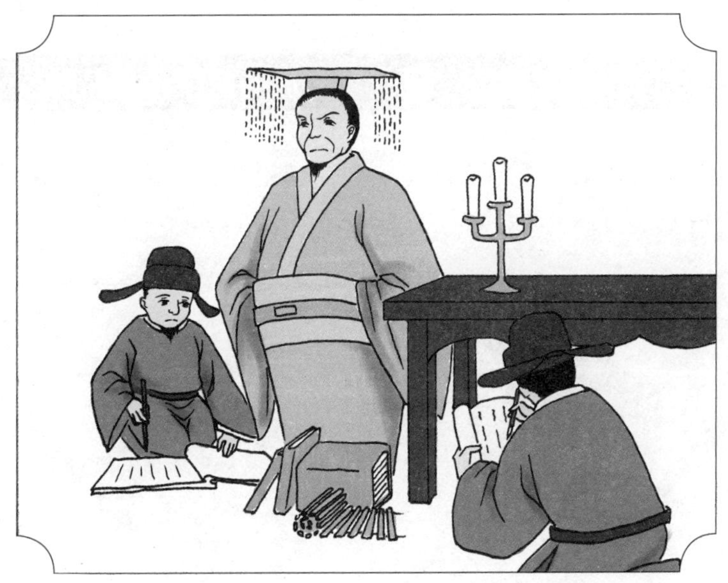

当遇应避讳的字，就要“改读”或“换说”，称为“读白”，写应避讳的字时，要按规定采取“空字”“缺笔”或“改字”的办法，叫“写白”，所以后来我们把经常写错字读错字的人称为“白字先生”。

历代的医药学家在给药物时也需要注意“避讳”。如要避汉文帝刘恒之讳，将具有治疗疟疾的中药“恒山”改名为“常山”；再如中药山药原名为“薯蓣”，因避唐代宗李豫之讳（蓣与豫同音）故改名为“薯药”，后来又要避宋英宗赵曙之讳就改成今天的“山药”了。“玄胡、玄参、玄明粉”都因避清康熙玄烨之讳而更名为“元胡、元参、元明粉”并沿用至今。虽然说每次改朝换代换了皇帝后，基本不用再避前朝的讳，但已经改了很多年的名称也很难再改回去。但是每朝每代每个皇帝都因人而异地改一顿，

难免造成医学本草古籍中的药名混乱。

所以说学术上要坚持不唯上，只唯实，不然像这种为了维护封建等级思想而对中药名的避讳，就为历代本草学的研究和学习带来了一定的混淆。

十一、甄权谏废“鞭背”之刑的医学伦理精神

甄权，许州扶沟（今河南扶沟）人，唐初针灸巨擘，在针灸学术和临床方面造诣尤深。甄权一生行医，救治了很多患者。

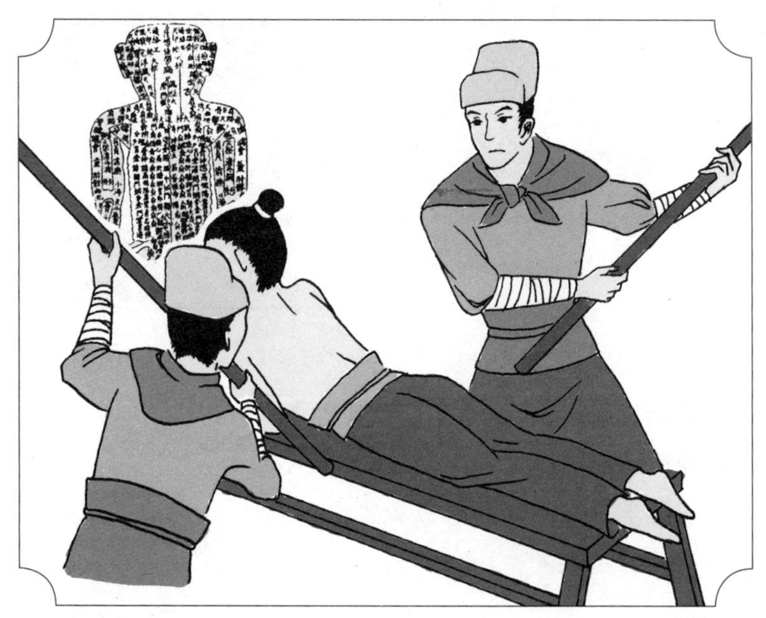

唐贞观四年（公元630年）之后，当官衙里厚厚的木板重重地打在罪犯臀部的时候，犯人不会想到，如果依据旧规，同样数量的惩罚，皮鞭或者木板拍打的是背部，自己的身家性命必然危在旦夕，甚至当场毙命。

唐朝时期很多医生只注重为患者开汤药等内服药治疗，而忽视针灸等

外治法对疾病治疗的作用。贞观年中，唐太宗下诏让甄权奉旨带领太医令等修订《明堂人形图》，重新校定人体经络腧穴的位置及功效。在修订人体经络腧穴图期间，甄权还向李世民讲解有关人体经络及穴位的养生治疗知识。甄权性情淳厚，心地至善，他从医学伦理和人性道义角度出发，为唐太宗介绍了人体背部腧穴对于保障生命健康的重要性，谏言对待犯人应废除鞭笞背部的刑罚。李世民采纳了甄权的建议，并于贞观四年下发律令将鞭笞刑罚的位置由背部改为臀部。就这样，唐太宗因为甄权的《明堂人形图》，更改了使用几百年的“笞背”这个不人道的刑罚。

古代中医药名家的仁心博爱总是怜天悯人地惠及全社会，甚至包括犯下了罪行的人。这看似小小的实施刑罚的部位改变，却凝聚着医家医学伦理道德之心。

十二、刘禹锡亲验之《传信方》

“山不在高，有仙则名。水不在深，有龙则灵。斯是陋室，惟吾德馨。”“旧时王谢堂前燕，飞入寻常百姓家”……这些我们耳熟能详脍炙人口的诗句都出自唐代诗人刘禹锡。刘禹锡，字梦得，河南洛阳人，素有“诗豪”之称，诗文造诣备受历代推崇，与柳宗元并称“刘柳”，与韦应物、白居易合称“三杰”，与白居易合称“刘白”。刘禹锡不仅在诗文创作方面有非凡的造诣，他对医药学也有深入研究，因为幼时身体羸弱，刘禹锡从小就有学医的愿望，对医药的兴趣促使他阅读了大量的医药书籍，并尝试用所学医术为亲友治病，往往是药到病除，甚至家中的小儿，都未带着去看过大夫，即“行乎门内，疾辄良已，家之婴儿，未尝诣医门求治”。

刘禹锡后因诗获罪，被贬谪到偏僻荒芜的连州（今广东清远）。在唐代连州属于贫匮闭塞之地，人民少衣欠食，缺医少药。刘禹锡便将自己多

年积累且亲身验证有效的50余个药方汇集成书，取名《传信方》。“传信”就是把自己所确信的东西传告给别人，此词出自《春秋》“信以传信”。《传信方》中每个方药都有所出，如“芦荟甘草治癣方”是刘禹锡从一卖草药摊上学来的；“柳宗元救治三方”是从同僚挚友柳宗元那里获得的。这50多个药方，大多为“一物足以了病”的单方和验方，且涵盖了内、外、妇、儿、五官科等的常见病。这些药方还具有价廉易得的特点，所用的药都是山间田野中易得的“贱药”，不用花钱或者花极少钱就能得到，因此这些方药深受劳苦大众喜爱。

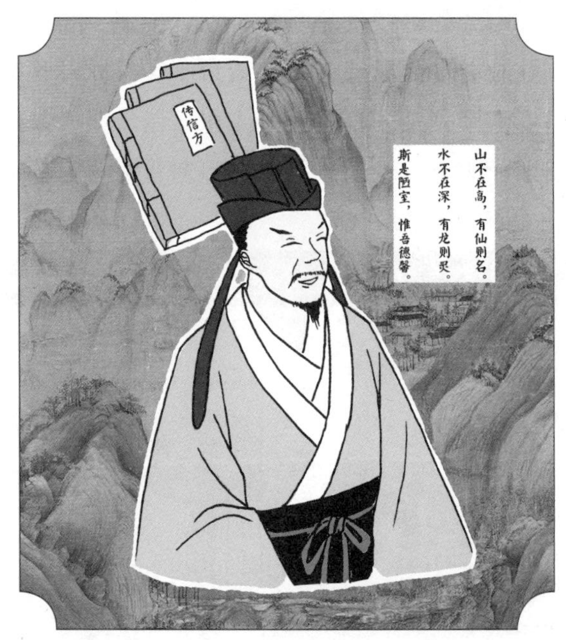

《传信方》收录的验方临床价值较高，加之叙述严谨、言语生动，也备受历代医家推崇，宋代著名的《图经本草》《证类本草》及明代《本草纲目》等医籍都引用过此书中的药方。有的验方流传到国外，如日本的《医心方》、朝鲜的《东医宝鉴》等都收录了《传信方》中的药方。

刘禹锡贬谪生涯长达20余年，仕途坎坷，但他却“穷则益坚，不坠青

云之志”，居庙堂之上能为苍生谋福利，隐江湖之远能为百姓疗疾苦，其精神实属可贵。

十三、李时珍行万里路撰写《本草纲目》

李时珍，字东璧，晚年自号濒湖山人，湖广黄州府蕲州（今湖北省蕲春县）人，是明朝著名的中草药学家。他医术高明，曾因治愈明宗室武昌楚王世子的暴厥等疑难杂症而名扬朝廷内外，被举荐做太医院的医官。李时珍并不想身居宫廷之中为官宦服务，但考虑到太医院拥有大量外界罕见的珍贵医书资料和药物标本，利于自己完成编修本草著作的心愿，便接受了这个太医的官职。但他很快发现那里的医官们不思进取，整日要么互相倾轧、排挤异己，要么汲汲名利、不求上进，李时珍便毅然舍弃了“太医”头衔，告病还乡。

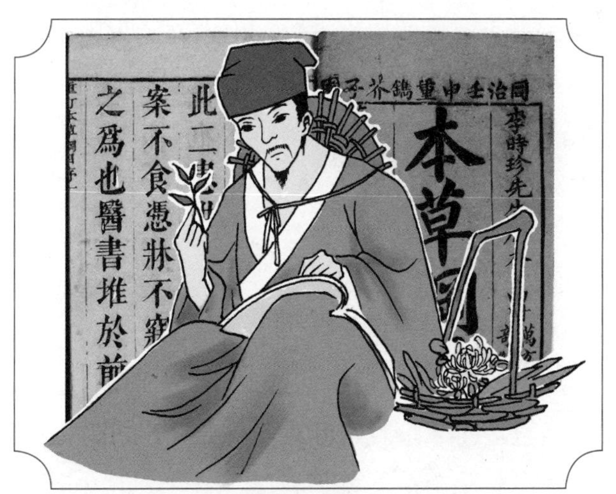

从此李时珍便深入山间田野，实地对照，辨认药物。其足迹遍及大江南北，行程达 2 万余里，“远穷僻壤之产，险探麓之华”每到一地，既“搜

罗百氏”，又“采访四方”，深入实践进行调查，搜求民间验方，观察和收集药物标本。李时珍不但遍访名医宿儒，还虚心地向各种职业的普通百姓请教，采药人、种田人、捕鱼人、砍柴人、打猎人都是他不耻下问的老师。

正是凭着这种不畏艰险的实践精神和对知识探索钻研的不懈努力，李时珍用近30年的时间，参阅古书800多种，广收博采，勘正史误，最终编著成《本草纲目》，全书约有200万字，16部，52卷，载药1892种，新增药374种，载药方11096个，附本草形态图1100多幅，是16世纪以前世界上最系统、最完整、最科学的一部医药学著作，被生物学家达尔文称赞为“中国古代的百科全书”。

十四、张锡纯的科学实验精神

张锡纯（1860～1933年），字寿甫，是近现代中国中医学界的医学泰斗，也是中西医汇通学派的代表人物。他创办了我国第一间中医医院，还曾创办国医函授学校，培养了不少中医人才。张锡纯主张汇通中西医的思想，提出了很多全新的治学观点，敢于创新，反对墨守成规、拘古泥古。张锡纯非常重视亲身实验的体会，主张学医者“凡药皆自尝试”，对于巴豆、甘遂、细辛等有毒的药物，他都要自己先尝试是否炮制去毒了，才肯让患者按需服用。即使到了晚年，张锡纯还是坚持亲自监制药物的熬制加工。同时，张锡纯非常重视药物的炮制，为了用药安全和提高疗效，他亲自研究尝试改进药物炮制方法，如自创马钱子制法、血余炭制法等。在这些尝药、制药的过程中，他也获得了最直观和真实的感受，总结出了独树一帜的用药体会，例如山萸肉救脱固逆，黄芪利尿，鸡内金治女子干血劳等创新药物功效。此外，他还开拓了很多常规药物的新用法，如“石膏为药品中第一良药，真有起死回生之功”，用生山药疗急症等，均可谓前无古人。

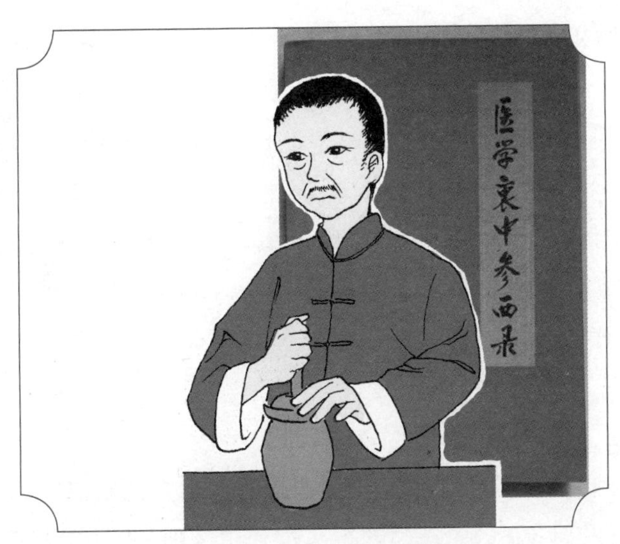

躬于实践，亲身体验，记录留存，就是张锡纯的钻研医学的实践实验方法。因此，张锡纯被尊称为“医学实验派大师”。甲午战争后的中国，处于民族生死存亡的关头，许多有识之士主张要积极全面地向西方学习现代科学知识。1897 年，已年近 40 的张锡纯，为寻求知识报国，竟开始刻苦自学代数和几何，后又学习了物理、化学、生物学等，为他研究西方医学和中西医结合打下了坚实的基础。张锡纯提出：“西医用药在局部，是重在病之标也；中医用药求原因，是重在病之本也。究之标本原宜兼顾。”他创造性地总结出“石膏阿司匹林汤”“醴泉饮送服阿司匹林”“西药镇静剂与中药清火、涤痰、理气之品配伍治疗癫痫”等临床上简单有效的中西医结合疗法，为开创我国中西医结合事业做出了巨大贡献。

十五、孙思邈的探索革新精神

孙思邈生于西魏大统七年（541 年），自谓“幼遭风冷，屡造医门，

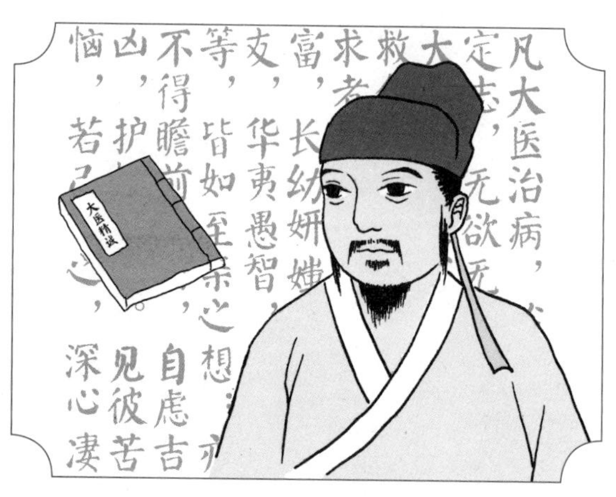

汤药之资，罄尽家产”，幼年起遭受风冷一类的疾病，经常请医生治疗，耗尽家财，于是，他从 18 岁开始“志于学医”，下了很大的苦功。孙思邈指出学医者“必须博极医源，精勤不倦”。自己通过长期刻苦的钻研探索，医学造诣很深。同时，孙思邈极具革新精神，在医学领域的很多方面都做出了创新研究。

以雀盲症和脚气病为例，他在行医过程中发现，山区贫苦百姓，易得“雀盲眼”（学名“夜盲症”），这种疾病表现为白天视力正常，夜间却如同麻雀一样，难以看清周遭的事物。而衣食无忧的富人，却常常得脚气病（古代的脚气病不同于我们现在常说的脚部真菌类皮肤病，而是表现为肢体肿胀，痿软无力，类似于现代医学所讲的多发性神经炎）。这一特点引起了孙思邈的思索，既然两种疾病分别好发于富人和穷人，这或许与他们的饮食生活习惯不同有关系。他大胆猜测，穷人得雀盲眼，可能是因为很少吃荤食，而富人得脚气病，则可能是过少食用粗粮。于是，孙思邈试着让穷人食用动物肝脏来治疗雀盲眼，让富人食用米糠和麦麸来治疗脚气病，结果都是药到病除。后来孙思邈经过长期探索，终于提出一个有效而又简便的防治方案，那就是用防己、蜀椒、防风、吴茱萸等含有维生素 B_1 的药物来治疗脚气病，用含有维生素 B_1 的谷皮（楮树皮）煮汤调粥常服来预防脚气病，这在世界医学史上也是非常先进的，比欧洲对于多发性神经炎维生素 B_1 的治疗方法早了整整 1000 年。

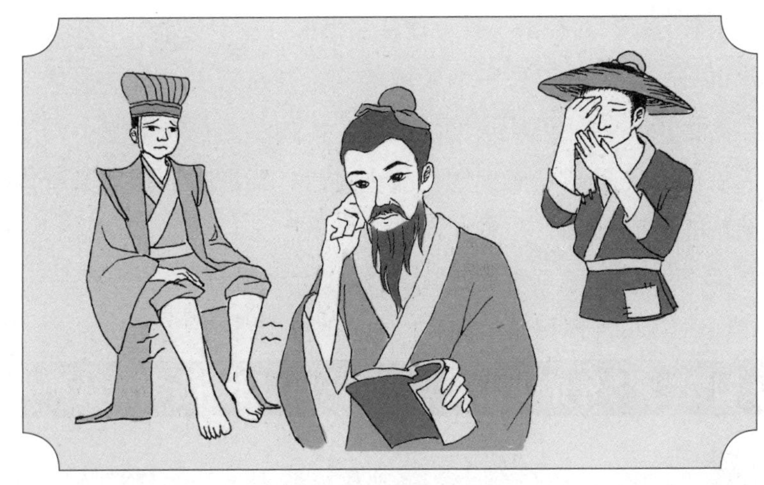

再如他发现山区居民多患瘿瘤（甲状腺肿），而沿海地区的居民少见，所以他采用沿海常见的药物海藻、昆布等治疗甲状腺肿。这一方法也同样得到了现代医学的证实，海藻、昆布中富含山区居民所缺乏的碘，而甲状腺肿大正是一种缺乏碘而出现的疾病。他还首次使用羊靥（羊甲状腺）治疗甲状腺肿。此外，孙思邈还首创了砷剂（如雄黄等）治疗疟疾病，比英国人用砒霜制成的孚勒氏早了1000年；他还提出用草药喂牛，然后用牛奶来治疗疾病的思路；还发明了世界上最早的导尿术——葱管导尿……

深入临床一线，从实践中找到疾病的规律，这正是孙思邈所践行的行医准则。麻风病是一种极难治愈的慢性传染病，在古时一度被人们认为是不治之症。麻风病患者在疾病初期眉毛脱落，面部扭曲变形，严重者十指变形脱落。因为具有传染性，患者都要被送走隔离在深山，有的地方甚至把他们活活烧死。孙思邈却不顾个人安危，在做好防御的情况下，亲身接触患者，从实例中探索临床经验，做到“瘥者十分有一，莫不一一亲自抚养，所以深细谙委之，且共语之”。他对600多例患者做了全面观察研究，从而对麻风病有了全面深入的认识，指出在麻风病的初、中、后期的治疗是不一样的。他收载了许多单方、验方，还指出对麻风患者不能仅依靠药物，还要融养生、

针灸为一体来治疗，并提出了日常饮食调摄的方法“绝欲”“断盐”等。

由此可见，孙思邈正是医学领域传承与创新完美结合的典范。时至今日，医学的传承与创新仍是永恒的主题，无传承之创新如空中楼阁，遥不可及；无创新之传承则毫无生气，故步自封。孙思邈的探索革新精神是我们守正创新的典范。

十六、“外治之宗”吴尚先开拓创新的学术精神

吴尚先（1806 ~ 1886 年），字师机，钱塘（今浙江杭州）人，清代著名医学家，尤其擅长外治法，他提出外治之法“统治百病”的论断，被誉为“外治之宗”，撰有我国医学史上第一部外治专著《理瀹骈文》，对中医外治法进行了全面系统的整理和总结。

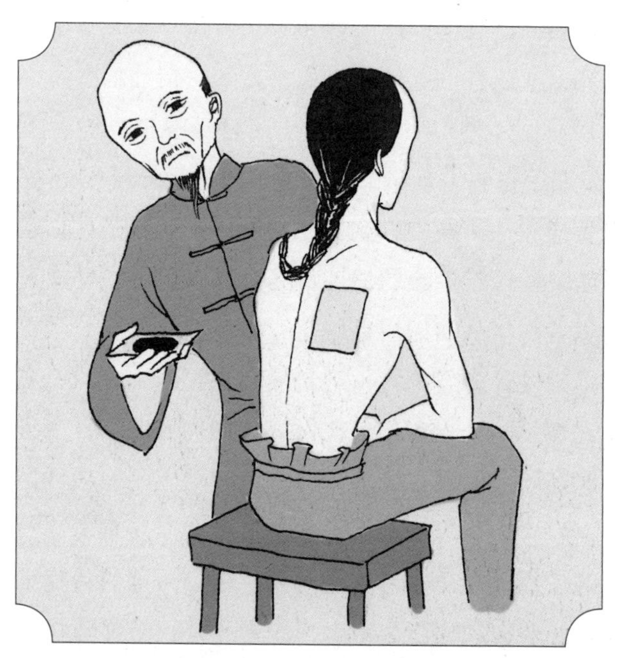

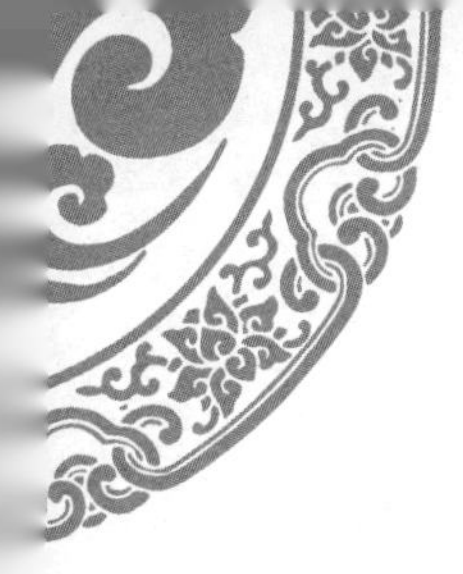

吴尚先曾说：“一人生死，关系一家，倘有失手，悔恨何及？”他治病不分贵贱，不限时间，非常愿意为贫苦大众医治疾难，经常“舍药施医，以救目前穷苦之疾”。但他看到底层劳苦人民，不仅无钱求医问药，还不舍得花时间去看病和熬药，感叹“盖穷民非独惜钱，并惜工夫也。”为了救治更多的穷苦百姓，吴尚先就着手研究如何把内治的汤液变成更省钱且更简易的外贴膏药，他亲自熬制膏药，广泛采取薄贴、熏洗等外治法治疗内、外、妇、儿等各种疾病，既可以减少穷人购药费用，还能节省熬药的时间。吴尚先说“余施诊专以膏药为主，因贫人购药为难，膏药则更便也。”

同治三年（1864 年），经过 10 多次改稿，他将 20 多年精研医学以及医治疾病的经验体会撰成《理瀹骈文》一著。书中收集的单方和治法达 500 多种。人们称颂他“合药施送，以救目前穷人之疾苦；刊书传播，令天下皆得观览”。当时西方医学开始传播到中国，但吴尚先并没有盲目抵触排外，他在书中也介绍了西方外治的方法，提到了西方传入的输血法等。此外，他兼收并蓄，总结一些少数民族医学的经验，如治疗伤寒阴症的蒙古秘方健阳丹等。

吴尚先善于借鉴学习，是一位富有开拓精神的医学家。但在当时对吴尚先外治法创新研究“合志者甚鲜”，大多置之不理或者不屑一顾，而吴尚先始终“未肯遂弃”。他的这种外治法不仅广泛汲取前人经验，还有很多自己的发明创见，而且治法简便，疗效显著，适用性广，也没有什么痛苦，所以很受广大民众的欢迎。吴尚先创立的内病外治法无疑是对祖国传统医学的继承和创新。他的创新精神在于从理论上和实践上，对古代外治法进行了系统的总结，使这一简、便、廉、验的治疗方法，得到了广泛的推广和运用。

十七、麻风病专家沈之问不畏艰险和博采众长的学术精神

沈之问，是明代专攻麻风病的医家。麻风病是一种危害极大的恶性传染病，古代人们对此病十分害怕，如果有人得了麻风病，就会送到与世隔绝的地方自生自灭，患者痛苦难忍，求医无门，历代医家也皆惧而远之。

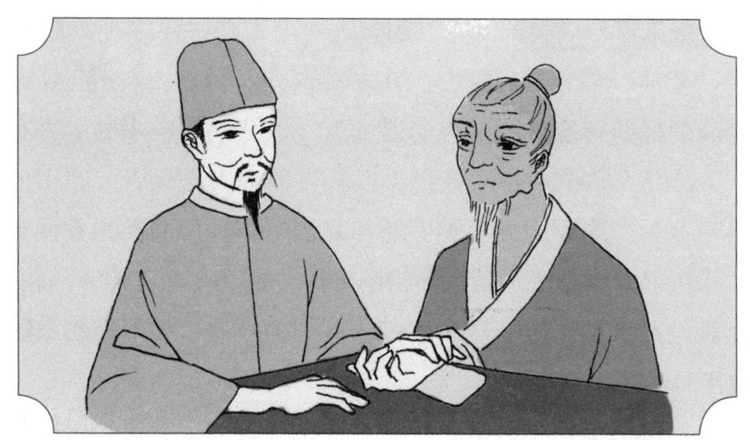

沈之问出身医门世家。祖父曾在福建、河北等地做过官，搜集了很多治疗麻风病的秘方，后来沈之问的父亲也潜心于麻风病的研究。沈之问从小继承父辈之志，博览群书，潜心钻研。为攻克麻风病，他不顾个人性命安危，遇到麻风患者，便询问其发病和治疗情况，甚至追至患者家中观察诊治，不收分文。久之，便积累了丰富的经验。

不仅如此，沈之问非常谦虚善问，注意博采众长，只要听说有治疗麻风病有效的方药，他都会搜寻记录，“每遇知风者，即礼币款迎，研搜讨论”，只要听说谁擅长麻风病的治疗，往往就会带着钱物去拜访，跟人家探讨。不论年纪长幼，都“知而必师之”。“苟得一言善法，即珍而笔之”，听到的如对治病有启发，他都视如珍宝地积累记录；“旁搜考试验而奇异

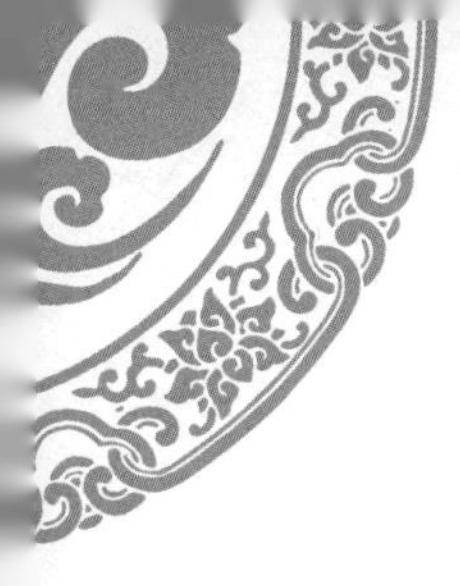

者，始录焉”，搜集来有效的方药后，便主动去找麻风病患者进行临床验证治疗，再总结记录治疗效果和经验。他在学术上尊古而不拟古，主张“后人不可泥于纸上之语”。他把家传秘方和自己多年的经验编撰成书，名为《解围元薮》，列方 249 首，为我国早期麻风专书，翼期以使炎黄子孙免遭传染病之害。该书在麻风病病因、诊断、治疗和预防等方面提出了许多精辟见解，内容相当丰富全面，“凡学风疠者，得是书可瞭然也”，即想学习麻风病的人，看了此书，便会对麻风病有全面的认识。

沈氏继承和发扬了祖国医学的优秀传统，为救治麻风病患者，博心揖志，竞毕生精力，致力于麻风病的防治研究和临床实践，以其富有创造性的成就，将我国麻风病学发展到一个新的高度。

十八、“针圣”杨继洲医术高明，临证仍审慎

杨继洲（约 1522 ~ 1620 年），名济时，以字行，是明代著名针灸学家。杨继洲家族数代为医，杨继洲潜心攻读家藏医书，医术非常精湛，尤其擅长针灸治疗。杨继洲做过嘉靖、隆庆、万历三朝御医。他曾经三针就痊愈了山西监察御史赵文炳患的痿痹痼疾，一针就治好了朝中一位宦官突发的瘫痪，几次

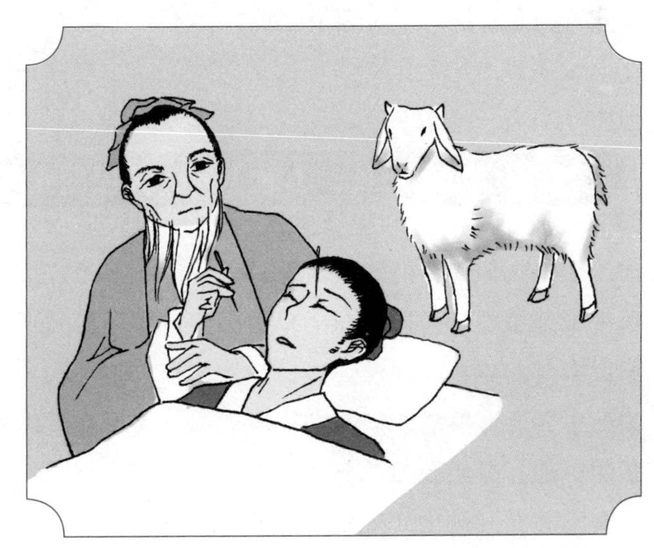

就治好了锦衣卫张少泉夫人患有20多年的羊角风。他在家传典籍的基础上，结合自己的医疗实践经验，全面总结了明代以前针灸学的理论与临床，编撰了《针灸大成》一书，成为我国明代针灸学承前启后的经典著作，该书自刊行至今，传播到140多个国家和地区，也被国内外医界尊为针灸经典。杨继洲也被尊奉为“针圣”。

《黄帝内经·素问·宝命全形论》中说医生给患者针刺治疗的时候，必须要全神贯注，全身心投入，即“如临深渊，手如握虎，神无营于众物”。尽管杨继洲医术高超，治愈无数，但他在临证治疗操作时，仍然非常审慎小心，尤其是在针刺头部、眼部等重要危险穴位时，更是如临大敌，如履薄冰。他非常擅长针刺拔除白内障，也治愈过很多的患者，但他每次在进行白内障拔除术前，都会取来羊眼反复练习多次，为了达到好的治疗效果，尽可能减少外界的干扰，他都要选择晴朗的天气，并且在术前清戒三天，做到心无旁骛，安心定志，才给患者针刺眼部的穴位。他在《针灸大成》中就专门强调：“凡学针人眼者，先试针内障羊眼，能针内障羊眼复明，方针人眼，不可造次。”而对那些漫不经心地为患者一边扎针一边谈笑的医疗行为非常反感，时常予以批判。

十九、博采众长，不耻下问，向民间医生请教的赵学敏

祖国医学是一门实践医学，她深深扎根于广大人民群众之中。而民间医生就是植根于人民群众的草根医生群体，民间医生也叫“走方医”，他们大多身负药箱，周游四方，行医卖药，也被称为“铃医”“草医”“江湖郎中”等。虽然他们实实在在地为广大群众解除着疾患痛苦，是名副其实的医者，但他们却没有什么社会地位，甚至跟走街串巷的商贩一样不能登大雅之堂，因此民间医生的医疗技术通常都不被认可和重视。

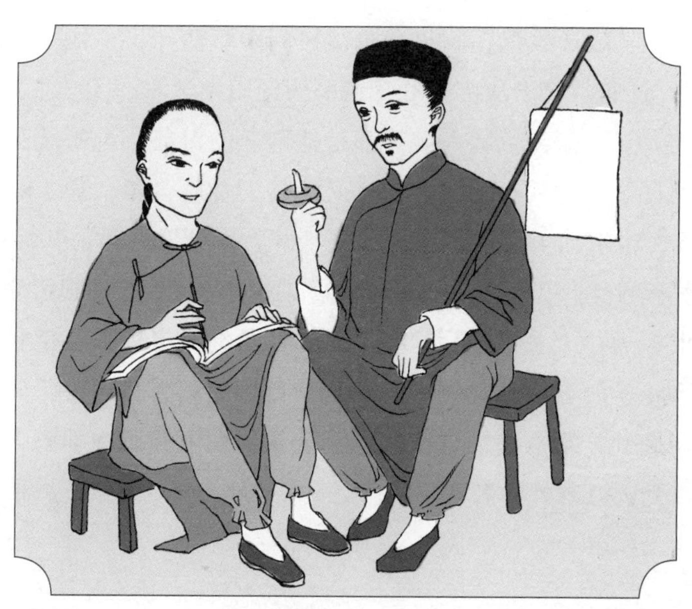

而清代著名的医药学家赵学敏，就非常重视吸收民间医家的治疗经验，他不耻下问，非常诚恳虚心地向民间的走方医、草医，甚至是一切有医疗实践经验的普通人学习。他把从民间医生那里总结得到的医疗经验和技术，经过实践检验后，整理编成了《串雅》一书，这是历史上第一部有关民间医生经验的专著，书中记录了民间医生常用的内治、外治、针法、灸法、贴法、熏法、洗法等治病手段，还有很多简便治法和药物炮制的方法。这些资料也为中医药学提供了许多新的治疗方法。赵学敏认为走方医“操技最神，而奏效甚捷”，总结了他们用药“贱、验、便”，即“药物不能取贵也”“下咽即能去病”“山林僻邑仓卒即有”的特点。

他在《串雅》中表达了对那些肩背药箱，不畏严寒酷暑，走街串巷行医于民间的走方医的钦佩和肯定，批评了世俗对走方医的忽视和轻慢。对于走方医中存在的滥竽充数，谋财行骗的情况，赵学敏也非常客观地指出“诚有是焉，亦不可概论也”。他倡导庙堂之上的医家不能高高在上，要真诚地与民间医生交朋友，互相尊重，相互学习。

此外，赵学敏毕生都在收集和总结民间中草药知识，他不仅向民间医生请教学习，还非常善于从广大群众的医药经验中学习，“仆人”“老妪”“渔海人”“土人”“辛苦劳碌人”等都是他请教的对象。自明代医学家李时珍《本草纲目》成书到赵学敏时代，又历经了200余年，这200年间民间医药的发展，也带动了中药药物的研究。赵学敏撰写的《本草纲目拾遗》，补充了《本草纲目》里没有记载的药物达716种之多，还纠正了李时珍《本草纲目》书中的几十条错误。这些勘误和补遗绝大多数来自于赵学敏对民间医药医术经验的汲取和总结。《本草纲目拾遗》为我国中医药学增添了大量的用药经验，是清代最重要的本草著作，在中药药物学史上占有重要地位，一直受到海内外学者的重视。

二十、知难而进攻克险难的陈自明

封建社会，女子困于深闺，三从四德，心中忧郁无法排解，长期生活在一个思想压抑的环境，容易影响到健康；此外“女人善怀多思多妒，每事不遂意则郁，忿满则气无释，血益日消，气益日盛，阴阳交争，乍寒乍热，食减形羸，诸病蜂起”（《古今医鉴》）。女性的生理特点决定了女性大多好思虑嫉妒，体质虚弱，也导致了女性患病率高。所以《女科百问》中就记载：“妇人所患，比之男子不啻倍蓰。”

但封建社会男女授受不亲，《医学入门》中描述了男医生为女患者看病时的情景：“或证重而就床隔帐诊之，或证轻而就门隔帷诊之，亦必以薄纱罩手”；不仅如此，女性患者对于自己的私生活、隐私问题也羞于向医生吐露实情，男性医生无法做到有效的“望闻问切”以全面探知病情，因此也增加了妇科疾病诊治的难度。所以自古就有“宁医十丈夫，莫医一妇人”的说法。孙思邈在《备急千金要方》中说过：“妇人之病，比之男

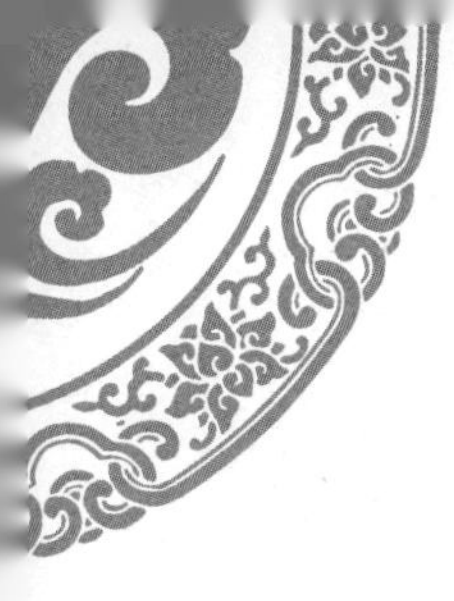

子十倍难疗。”明代医家李中梓也曾说过：“病之情一也，而疗妇人为难。”意思是同样的病证，妇人治疗起来更为困难。

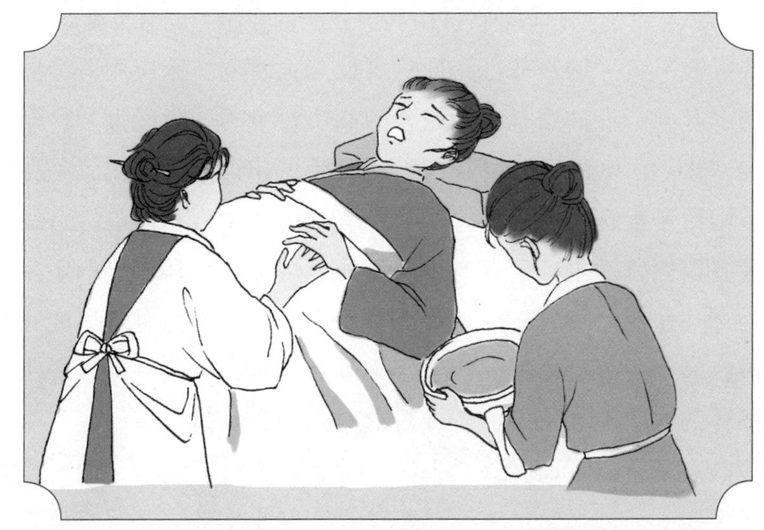

产科方面，古代的产房工作也大都由亲属、接生婆等来做，遇到胎位不正、难产、产妇大出血等情况，往往只能乞求神灵，别无他策。

正因为如此，历代专门从事妇产科研究的医家较少，妇产科方面的专著也是寥寥无几，为数不多的几本其内容也不够系统，即“纲领散漫而无统，节目谆略而未备。医者尽于简易，不能深求遍览。有才进一方不效，辄束手者；有无方可据，揣摩臆度者”，非常不利于临床医生从事妇产科方面的学习。

南宋医学家陈自明，出身于中医世家，自幼随父学医。他意识到“医之术难，医妇人尤难，医产中数症，则又险而难”，于是便立志要弥补祖国妇产科学的不足。

为了潜心钻研中医妇产科，陈自明“遍行东南，所至必尽索方书以观。暇时闭关净室，翻阅涵泳，究极未合，采摭诸家之善，附以家传经验方，秤而成编”。他遍行东南各地，到处游学请教，遍览医籍，博采众长，“补其偏而会其全，聚于散而敛于约”，同时结合家传验方进行整理，心无旁骛，

潜心钻研，终于于嘉熙元年（1237 年）编成我国历史上最早的一部妇产科专著《妇人大全良方》24 卷，“始自调经，迄于产后”，即该书涵盖了妇女经、带、胎、产等全方面的妇科疾病。有理论介绍，也有方药，药“惟效”而“不惟贵贱”。“纲领节目，灿然可见”，便于临床应用，为妇产科学发展奠定了基础，堪称当时最为完善的妇产科专著，对后世妇科学的发展很有影响。明代医家王肯堂对其赞赏说：“良方出而闺闽之调，将大备矣。”

除了妇科是难险之科，外科同样也有“医者少有精妙能究方论者”，历代医家多以内科为主，少有专事外科痈疽痔瘘之污秽疾患的医生，而陈自明认为“凡痈疽之疾，比他病最酷”，例如痈疽是当时常见的死亡率很高的外科疾病，“每见沾染此疾者，十不存二”，而外科却不受人重视。而从事外科的人“多是下甲人，专攻此科……疗痈疽、持补割、理折伤、攻牙疗痔，多是庸俗不通文理之人”。为了解救世人疾苦，同时也为医者遇到外科疾病有所遵循，他不顾年事已高，躬身实践，“采摭群言，自立要领”，经过精心研究，遂撰成《外科精义》一书。明代医家薛己在校注本书作序中说：此书“虽以疡科名其书，而其治法因多合内外之道……故传之万世而无弊也”。

二十一、文章千古事，得失寸心知——古代医家严谨的著书立说态度

文章千古事，医学书籍更是关乎人之生死，清代名医沈金鳌在《沈氏尊生书》中写到：“医之道大而深也，盖医系人之生死，凡治一证，构一方，用一药，在立法著书者，非要于至精至当则贻误后世，被其害者必多。”用来指导世人治病救人的医学著作更要慎之又慎，古代医家们都是反复修改，数易其稿。

金元四大家的李东垣，曾经让弟子罗天益将疾病的证治按照《内经》

体系分类编写《内经类编试效方》一书，罗天益先后呈出初稿三次，李东垣均不满意而撕毁，并亲自指导，“研摩订定，三年而后成”。

陶弘景在整理编撰《神农本草经集注》时，对《神农本草经》原著绝不随意篡改。他把365味新补的药物用“黑”字书写，而把原书的365种药，用“红”字书写。这对保存《神农本草经》原来面目有着非常重要的价值。陶弘景整理医籍的这种严谨求实的态度，在医学科研道德中，仍可作为楷模。

北宋唐慎微编撰《证类本草》整整花费了10余年时间，全书60余万字，载药1558种，每药均有附图。在药物性味、主治、归经、采集、炮制等方面，都作了详细阐述和考证，并收方3000余剂，载方论1000余个，是一部重要的医药文献，为宋代本草集大成之作，对后世本草发展影响深远。在《本草纲目》问世之前近500年间一直为研究本草学之范本，而后来李时珍编写的《本草纲目》即是以此为蓝本进行编撰整理的。李时珍评价该书“使诸家本草及各药单方垂之千古，不致沦没，皆其功也”。

清代赵学敏编写《本草纲目拾遗》收载本草的功效时，坚持做到“必审其确验方载入，并附其名以传信，若稍涉疑义即弃登……宁从其略，不敢欺世”。据载乾隆四十四年（1779年），赵学敏在浙江奉化寻访民间医药时，恰逢夏日，烈日炎炎，当得知当地百姓都以名为“六月霜”的草药解暑毒时，便“以百钱买得六月霜一束”，进行临床试验，经“屡试皆效”才将它收录进来。此外书中还有很多类似“亲试神效”“屡试神效”“用之皆效”“后治数人多效”的标注，这说明赵学敏所收

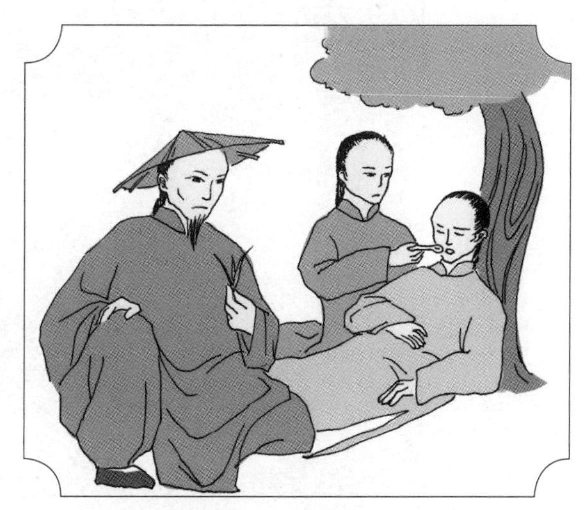

录记载的方药都是经过临床验证确有疗效的，而且还要在后面附上原方的提供人姓名，确保查有来源，略有存疑不实，就放弃刊录，宁愿删除不用，也不敢混淆欺骗世人。该书于1765年完成，然后赵学敏又用了近40年的时间进行不断增订，直到他逝世时才基本定稿，赵学敏精益求实的精神值得后人学习与借鉴。

清代温病四大家之一的吴鞠通提出温病的三焦辨证学说，是温病学派重要代表人物，创立了银翘散、桑菊饮等诸多经典名方，但对著书立说，他始终怀着如临深渊如履薄冰之心，不断地谨慎认真地反复思考。在他的著作《温病条辨》自序中，他写道“有志采辑历代名贤著述，去其驳杂，取其精微，间附己意，以及考验，合成一书，名曰《温病条辨》，然未敢轻易落笔。”时过6年，在亲友同道的反复催促下，他才始将书稿整理编定。然犹“未敢自信，恐以救人之心，获欺人之罪……罪何自赎！” 又将书稿收藏了15年之久。直至嘉庆十七年（1812年），时疫流行，时医救治均无效验，吴鞠通才将书公之于众。

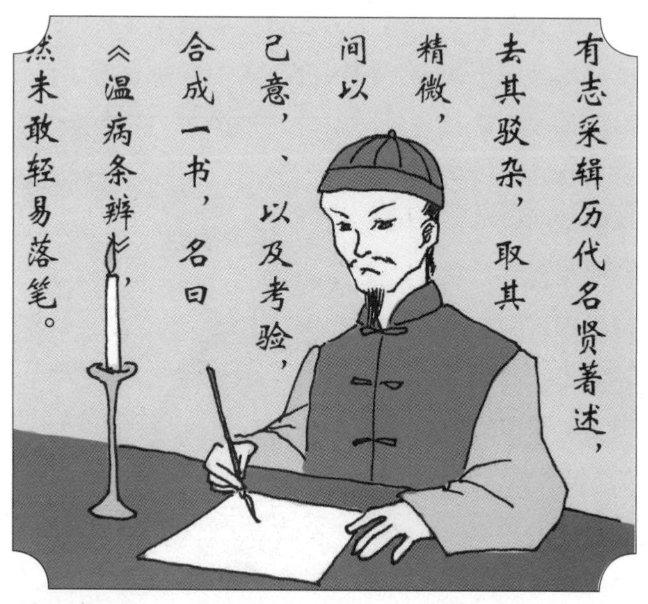

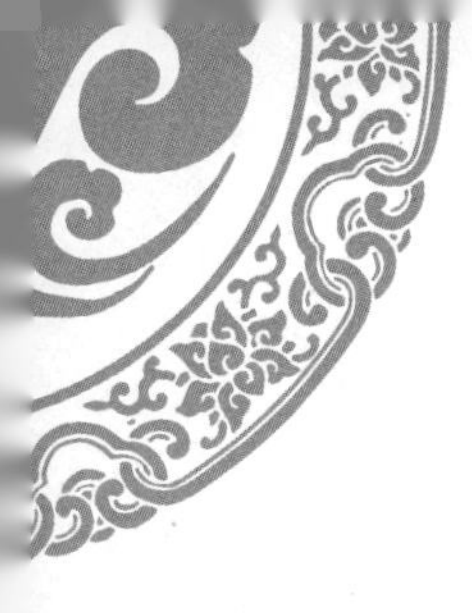

张景岳积30年辛劳研究《素问》《灵枢》，几易其稿，终于撰成《类经》。徐灵胎在他50多年的求医生涯中，批阅了千余卷书籍，泛览书籍万余卷，《伤寒类方》是他研究《伤寒论》30余年的心血之作，他在《伤寒类方》的自序中也提到："余纂集成帙之后，又复钻穷者七年，而五易其稿，乃无遗憾。"

"清初三大家"之一的张路玉"究心斯道五十年"，十易其稿，才成《张氏医通》一书。而清代名医魏玉璜撰写《续名医类案》，夜以继日，积劳成疾，在完成这部60余万字的著作之后不久便去世。

清代医学家王子接，是叶天士的老师，对待中医学术态度十分严谨，一直精究医书，精勤不倦。他年轻时曾写了一部著作《脉色本草伤寒杂病》，而到他50岁再看这本书时，感觉当时书中的很多内容与他后来的临床经历和经验相悖，于是便让家人学生收集来以前流传的版本，全部都投到火里焚毁，结合自己半生的临证心得重新撰写，著成《绛雪园古方选注》《古方选注》等。经弟子叶天士、吴蒙整理，刊于雍正十年（1732年），那时候王子接已75岁高龄。

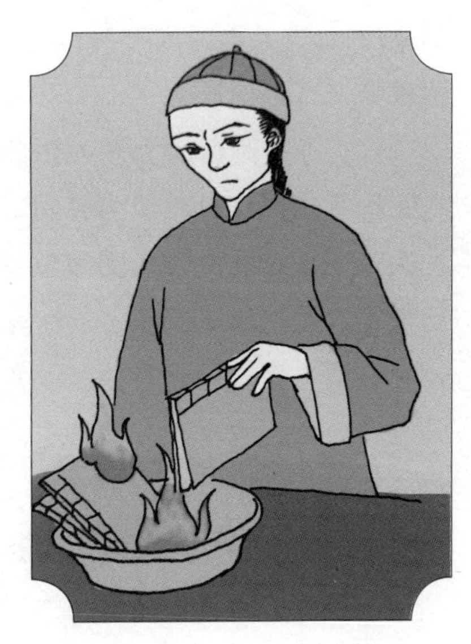

中华民国的张锡纯无论是修订学术著作，还是回复病患、读者的来信请教，都是亲手书写，从来不让徒弟等捉刀代笔。《医学衷中参西录》全书逾百万字，其中多为其生平实践记录和病案总结，而绝少凿空臆说。其中张锡纯自拟方约200首，古人成方或民间验方亦约200首，重要医论百余处，涉及中西医基础和临床大部分内容，书中几乎所有理、法、方、药都结合临床治验进行阐述。全书对于重病、疑难病例的记录非常翔实完整。受到当时医学界的推崇与欢迎，被称为我国中医界"第一可法之书"。

二十二、阐发蕴奥，以惠天下后世——古代医家著书立说的崇高目的

文以载道，历代名医都将著书立说视为传承医术之千秋大业。很多杰出的古代医家著书立说的目的不是为了名利，而是为了使自己的医疗经验广泛地流传，以救治更多的患者，发挥更大的作用。正如南朝医药学家陶弘景所说："虽每植德施功，多止一时之设，可以传方远裔者，莫过于撰述。"清代喻嘉言也说过："吾执方以疗人，功在一时；吾著书以教人，功在万世。"

《临证指南医案》序言中指出："阐发蕴奥，聿著方书，此其立言也。"主张医生应以济世救人为高尚目的，提炼自己的学习见解和临床实践去阐发医学义理，将真知灼见和宝贵经验流传世人，不能只为图个人虚名，急功近利，编写出粗制滥造的医学书籍贻误后人，"夫以利济存心，则其学业必能日造乎高明。若仅为衣食计，则其知识自必终囿于庸俗。此天理、人欲、公私之判也。"他抨击"有徒务虚名之辈，辄称与贵显某某交游，疗治悉属险证，如何克期奏效，刊成医案，妄希行世。不知此皆临证偶尔幸功，乃于事后夸张虚语。欺诳后人，以沽名誉，则其书诞谩不足信也"。

这种著书立说的高尚动力和高尚目标决定了他们写作的严谨态度和求实的学术精神。

明代医家王肯堂曾经官至翰林院检讨，但他却"锐志学医"，终"去官归家"，唯愿"所全活者稍稍众矣"。王肯堂临证范围广泛，医术精湛，找他治疗疑难杂症的人也越来越多，他每次都耐心应诊，但感觉自己力量有限，只有把个人所学广为传播，才能造福更多的百姓。于是王肯堂夜以继日，用了10年时间，撰写完成44卷220万字的《证治准绳》，里面包含了内科杂病、方药、伤寒、外科、幼科、妇科等丰富全面的内容。实现了他"念所济仅止一方，孰若著为书，传之天下万世耶"的愿望。

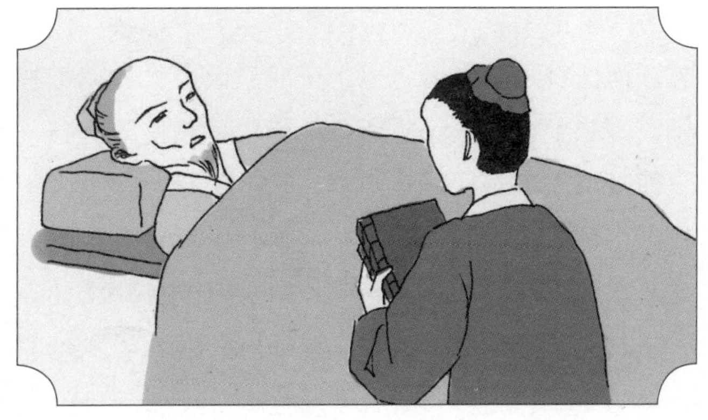

李东垣为了“使天下之人不致夭折”，“以惠天下后世者”，坚持撰写、校定《内外伤辨惑论》和《脾胃论》两书。他用了16年的时间，在68岁时完成了《内外伤辨惑论》，而写完《脾胃论》时已是70岁高龄，“耳目半失于视听，百脉沸腾而烦心”。他在临终时，把这些著作交给弟子罗天益，嘱咐“此书付汝，非为李明之、罗谦父，盖为天下后世，慎勿湮没，推而行之”。意思是这些书不是为了你我扬名立万，而是为了天下的百姓，希望你谨慎保存，广泛地在百姓中推广应用。

明朝龚廷贤有“医林状元”之称，曾拒鲁王府的巨额酬金，只求资助将自己的验方和亲王府所藏秘方编撰出版为《鲁府禁方》，以济众生。

被《友渔斋医话》评价为“习医者，案头无不置一叶氏医案”的叶天士的《临证指南医案》，临床实用价值极高，流传极广，但这本医案并不是叶天士本人所写，而是他的弟子华岫云等平时留心搜集叶天士的医案，并将万余例医案分门别类编纂而成《临证指南医案》10卷，刊刻行世，真实地保留记录了叶天士的宝贵经验。同样，叶天士的代表作《温热论》首创了“卫气营血”辨证体系，为后世治疗疫病等奠定了重要基础。该书也是他的弟子顾景文等根据叶天士口授记录而成。华岫云、顾景文等医者，不计名利，遵从原创者的经验、理论，得以将先师的经验流传惠及万世民众。

很多古代的医家为了能够潜心医学，留下有益于世人的经验总结，他们不惜辞去官职，矢志不移。清代名医何梦瑶曾说：“富贵利达，朝荣夕萎；而著述行世，可以不朽。”他辞官归乡，终日以著书为务，编撰了《医

编》等多部书籍。《明医杂著 · 序》中记载明代医家薛立斋“素以著述为志，而仕宦之足以妨之也，于时致政归吴，徜徉林丘，上下今古，研精覃思，垂二十年”。薛立斋曾任御医、院使等职务，但他认为官场应酬影响了他著书立说，便辞官不就，精究医籍，撰写了很多影响深远的著作，清代医书《医宗金鉴 · 正骨心法要旨》就以薛氏的骨伤科专著《正体类要》为蓝本编成。如前所述，李时珍也是辞去御医职位，历经 27 年的艰辛研究，几易其稿，最终完成《本草纲目》。

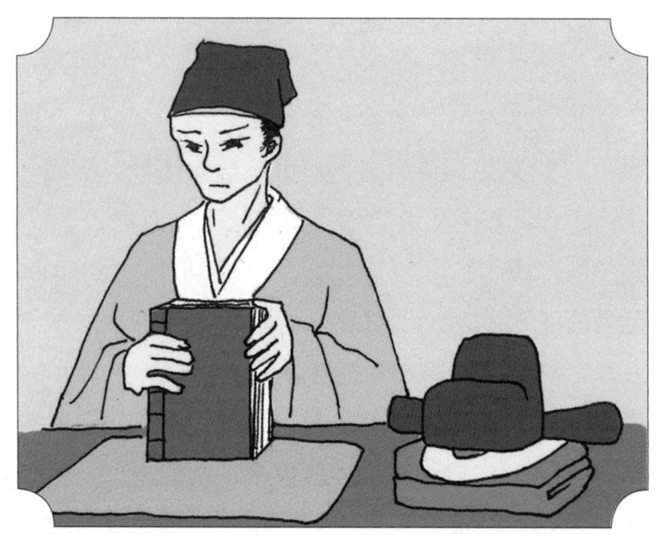

清代医家鲍相璈用了 20 余年编成《验方新编》，他在该书的序言中讲述了自己编撰此书的缘由：“余幼时，见人有良方，秘而不传世，心窃鄙之。因立愿广求，不遗余力，或见于古今之载籍，或得之戚友之传闻，皆手录之。……区区救世之苦心，校雠不倦，寝食与俱，盖二十年于兹矣。”给世人提供简便验廉的方药，以实现救人济世的愿望。

第二篇

古代医家医德医风故事

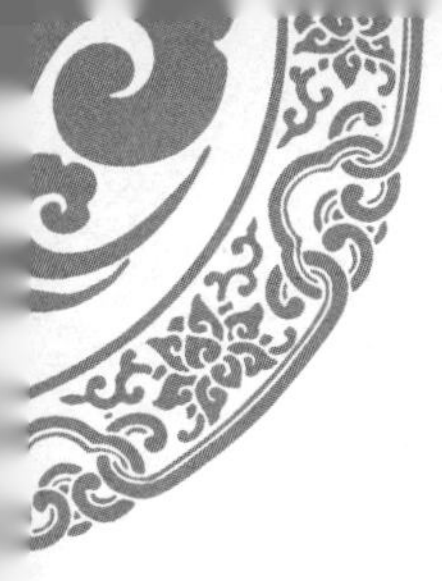

一、病若在己身　医者父母心

孙思邈在《大医精诚》中指出医生治病时必须“先发大慈恻隐之心，誓愿普救含灵之苦”，还应当有“见彼苦恼，若己有之”，要“勿避险巇、昼夜寒暑、饥渴疲劳，一心赴救，无作功夫形迹”，即医生看到患者的烦恼，就像自己的烦恼一样，内心焦急悲痛，不避忌路途艰险，无论昼夜寒暑、饥渴疲劳，都要全力以赴救护患者，不能推托或者端架子。清代程杏轩在《医述》中写到：“医家有割股之心，安得有轻忽人命者哉？”意思是只要能治好患者，即使要切自己腿上的肉为患者入药，医生也在所不惜，怎么能拿患者的生命不当回事呢？

北宋药学家唐慎微编撰的《证类本草》，是我国宋以前本草学集大成之著作。问世后，历朝数次作为国家法定本草经典颁布，沿用近500年之久。唐慎微医术精湛，医德高尚，为人治病，只要病家有请，“不以贵贱，有所召必往，寒暑雨雪不避也”。

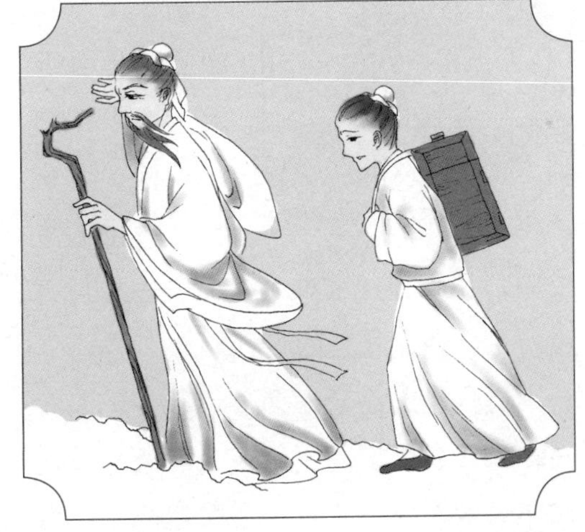

明代名医赵梦弼，世代业医，尤精脉诊。遇到急诊病人，不管是半夜敲门，还是百里之外来请，都立即前往。七八十岁时仍拄着拐杖“犹救以往”。金元时代四大医家之一朱丹溪，行医时“四方以疾迎候者，无虚日”，平日“无不即往，虽雨雪载途，亦不为止”，“虽百里之远，弗惮也”。

明代最负盛名的针灸学家杨

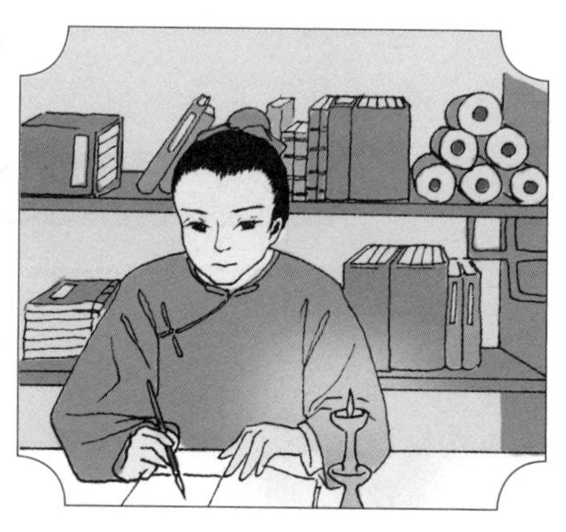

继洲，其所著的《针灸大成》至今仍是研究针灸学的重要医著。他在长期医疗活动中，急患者之所急，不论在什么情况下，都把救治患者放在第一位。凡是请他出诊，不论患者贫富贵贱，也不避寒暑雨雪、路途遥远，总是有求必应。他常说，治病如同救火一样，人命关天，岂容半点迟缓。有一年，他正在紧张地准备医官考试，突然有人来请他去救治一个住所很远的危重患者，他立刻放下自己的事情，多次前往为其治病，直至痊愈。

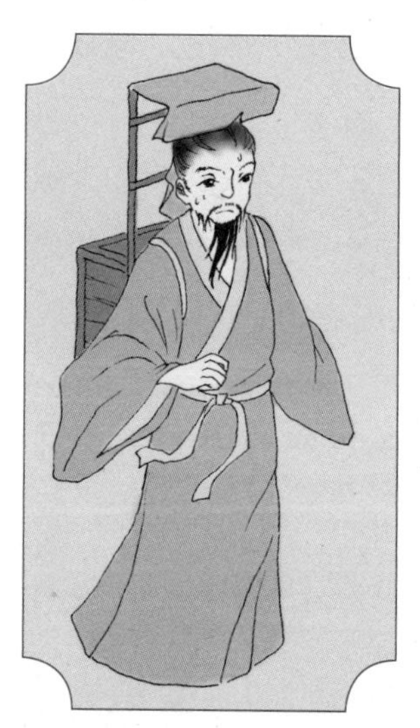

明末清初的思想家傅山工书善画，博极群书，在医学艺术诸领域都有精深研究，著有《傅青主女科》等传世之作。他虽然出身于官宦，却非常能体会众生的疾苦，把患者的病情当作自己的头等大事。相传有一次他为了给一位叫杨思圣的患者看病，在炎炎六月，一路跋山涉水从山西出诊到枯关（今河南省济原县西北），不惧路途艰险，“疾驰水石中五昼夜”，克服种种困难，只为心中那份健康所系、性命相托的责任。

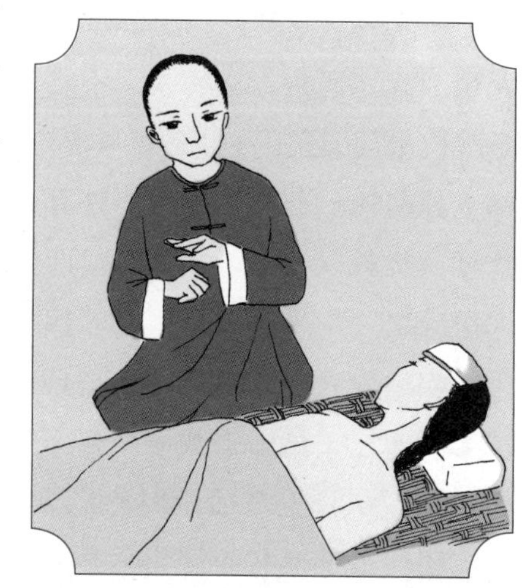

清代《友渔斋医话》记载了乾嘉年间，浙江名医唐介庵给穷人看急病重病时，经常不仅不收费，还赠送药物。曾

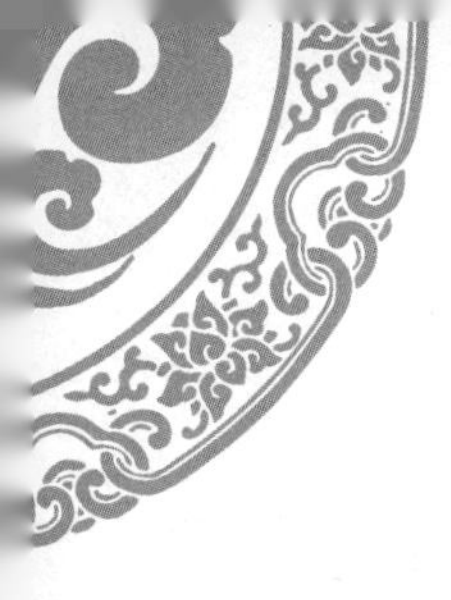

有一次去给一个贫民诊治时，唐介庵发现虽已入冬，患者还睡在竹席上，唐回家后就派人送去了草席被褥。他又曾为一个手艺人治病，一直效果不佳，后来，唐介庵得知这个患者，依靠手艺辛苦积攒了十两白银，本来放在住处，却找不到了，一直心急如焚，寝食难安，导致病情一直不见好转。唐介庵便在自己衣袖里藏了十两白银，借诊病之机，暗自放在其床下，结果患者发现白银失而复得，喜出望外，病情也随之好了。后来这位患者又在家中找到了自己的白银，才知道唐介庵的良苦用心。

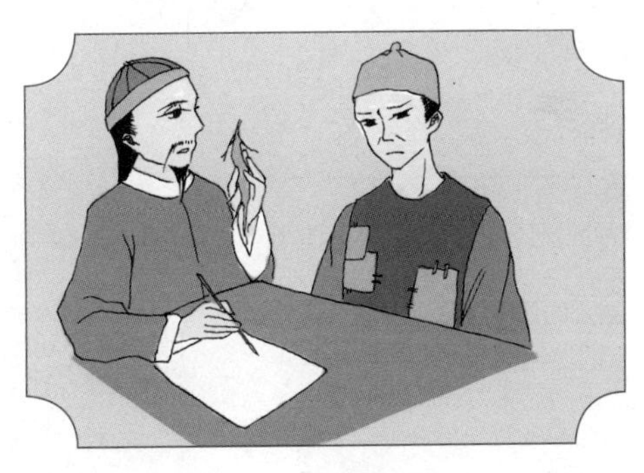

《海盐县志》中记录清朝海盐县名医钱同文医德非常高尚，为穷人上门诊治重病时，无论多远，从来都是自己步行跋涉，不让患者雇车马接送他。更令人敬佩的是他好做事不欲人知的行为，书中记载：“贫者不能具参附，每出笥中蓄入咀不以告。”意思是，有些穷人买不起人参、附子等贵重的药材，但又必须要用的时候，他便把自己药匣中储存的人参、附子等，搓碎成小块，偷偷地混入为患者包的药材中。这样既让患者用到这些药物，又不至于让患者心中不安。这种义薄云天的大德堪为世人的表率。

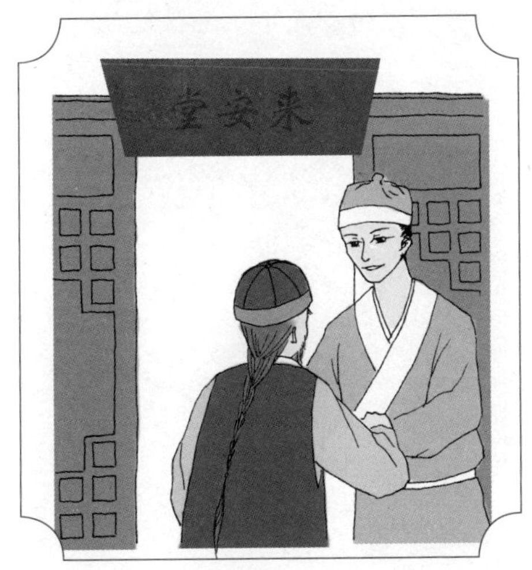

唐代著名医家沈应善，不仅医术精湛，而且有宽厚仁心。在疫情流行时，他在诊室旁边盖起了一所房子，用以收留患者。取名“来安堂”，让患者“既来之，则安之”，医药费和伙食费一律减免，以此来让患者安心看病。

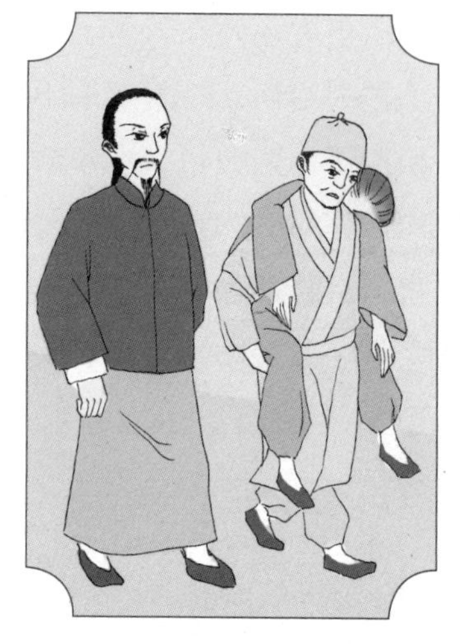

张明征是清代的著名医家，年轻时曾被聘在太医院为宫廷贵族王侯侍病。但他却非常关心百姓疾苦病痛，曾经在旅途中碰到一个人患有严重的痢疾，却没钱诊治，于是让自己的仆人把他背到家里，悉心为他治疗。一个多月后，等到患者痊愈了，张明征还资助患者路费让他回家。世人用“视天下犹一家，救路人若骨肉”歌颂他这种视病人若骨肉亲人的高尚医德。

医者父母心，即医生对患者那种担心的心情，跟父母对孩子的心情是一样的，医生对患者应当只有更多的同情和体贴，急患者之所急，而不应该存有一点厌恶和嫌弃的想法。

《内经》中说：“治癫疾者常与之居，察其所当取之处。”意思是医生对患有癫狂病的患者，要常去其家中，与患者密切接触，以便于细致地观察他的发病情况，以便采取最适宜的治疗措施。

孙思邈在《大医精诚》中指出：“其有患疮痍下痢，臭秽不可瞻视，人所恶见者，但发惭愧凄怜忧恤之意，不得起一念蒂芥之心，是吾之志也。”即如果有人患疮疡、泻痢，污臭不堪入目，平常人厌恶看到的，医生则应该从内心为患者感到难过而生出同情、怜悯和关心，不能有一丝一毫的厌弃。

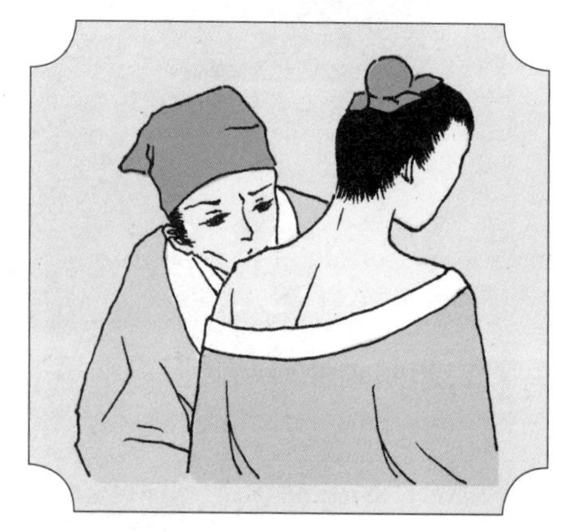

例如明代大家奚凤鸣，擅长治疗外科疮疡类疾病，他认为“痈疽中溃，积腐四周，非吮之不得尽”。所以就建议患者找经过训练的专人对溃烂的疮疡进行吮吸治疗。对痈疽溃烂却雇

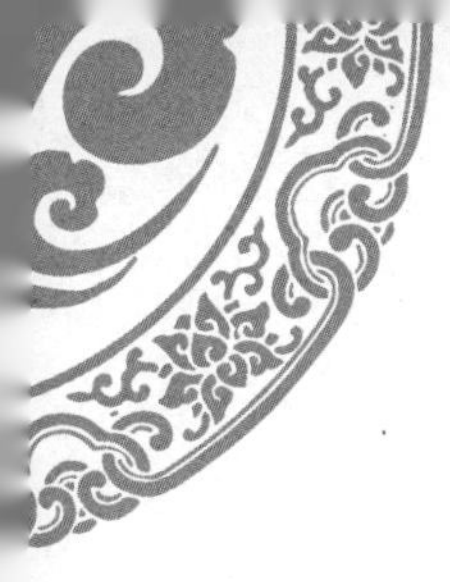

佣不起专人吮吸的贫苦患者，奚凤鸣往往会用苦酒漱口，不避臭秽，亲自为他们吮吸痈疽。

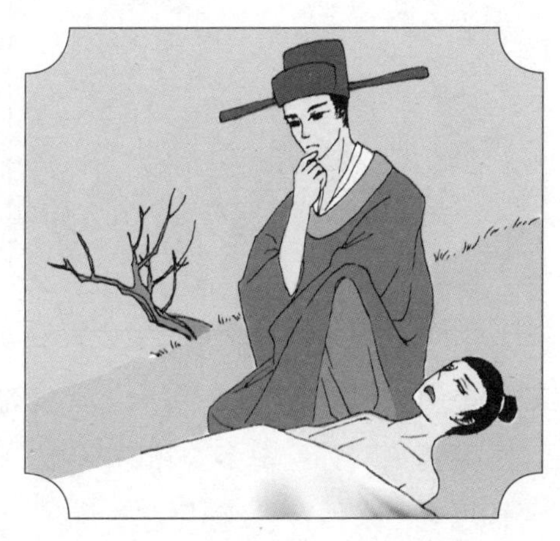

宋代法医学家宋慈所著《洗冤录》是我国和世界上现存最早的法医著作。他在书中写道：法医必须严肃认真，高度负责，对死伤人员必须亲自检验查看，否则就会出冤假错案。绝不能因“厌恶尸气”，就“高坐远离”，即因嫌尸臭而拒不检验，或让下人代检。每遇死伤疑案，宋慈都怀着“事莫重于人命”的信念，不怕恶臭污秽，亲身动手验尸。

新冠肺炎疫情发生以来，千百万医务工作者以前辈们为榜样，面对病毒毫无畏惧之心，舍“小家”为“大家”，毅然投入战“疫”一线，挺身而出守护人民健康，“大医精诚”的精神世代传承。

二、存淡泊明志　弃攀慕虚名

《广事类赋》中记载范仲淹曾言：“吾不能为良相，必为良医，以医可以救人也。”意思是，如若不能成为安民济世的“良相”，也一定要成为一个悬壶济世的“良医”，以做到治病救人。古往今来，“不为良相，愿为良医”者数不胜数，他们不附权贵，无意仕途，潜心治病救人，博施济众，这种淡泊名利，专注医学的崇高气节为世代百姓传颂。

“外科鼻祖”华佗一生行医各地，声誉颇著，可他厌恶为封建统治者服务。“沛相陈硅举孝廉，太尉黄碗辟，皆不就”，即当时沛相陈硅和太

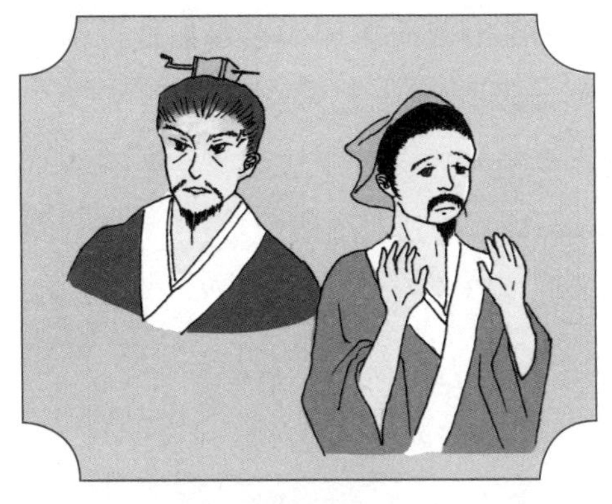

尉黄琬等推荐华佗做官，都被他拒绝了。他更愿意在民间为劳苦大众解除病痛，后回归故里“数期不返”，被曹操催促多次不肯返回而被杀害。

“针灸鼻祖”皇甫谧出生于官宦世家，但他从不趋炎附势，朝廷屡次召他做官皆不接受，而是专心致志潜心于治病救人，终身“以著述为务”，其著成的我国历史上第一部针灸学专著《针灸甲乙经》流传至今。

“药王”孙思邈多次辞谢隋唐二朝统治者的做官征诏，曾经唐高宗李治要孙思邈出来做官时，孙思邈奏说：“上医医国，吾不能也，次疾人，吾所乐也。”意思是，我的能力有限，不能辅佐您治国理政，退而治病救人，才是我的兴趣所在。他毕生行医于民间，写出《千金要方》《千金翼方》等不朽论著。

有“山中宰相”之称的陶弘景早年辞官隐居，看到乡野“穷村迥野，遥山绝浦”之间，百姓缺医少药，枉死者甚众。他说：“夫生人所为大患莫急于疾，疾而不救，犹救火而不以水也”，意思是劳苦大众最害怕忧虑的莫过于得病，看到有人生病而不去救治，就如同看到着火不去用水浇灭一样。梁武帝多次亲诏，他都婉言谢绝，专心整理本草著作，著成《本草经集注》。

金元四大家的张从正曾被召入太医院供职，却不愿迎逢宫中阿谀之风，毅然辞去官职，专注于医学研究，成为金元四大家“攻邪派”的代表。

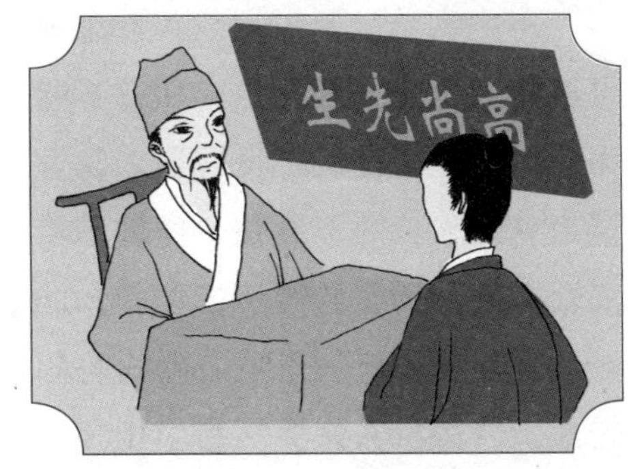

同为金元四大家的刘完素曾经用三副药治愈了金朝章宗皇帝女儿的重病，章宗三次欲封其为太医，刘完素三辞不就，坚持要行医于民。他辞世后，金章宗御赐其“高尚先生”的称号。

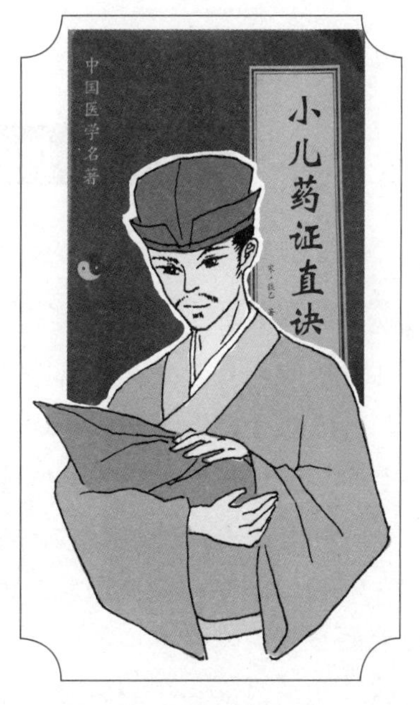

钱乙曾因治愈皇亲小儿疾病，被擢升太医院丞，但他始终牢记忠厚仁孝，对仕途并没有很大兴趣，执意弃官去民间行医，并将多年经验著成《小儿药证直诀》，后人尊称为“儿科之圣”“幼科之鼻祖”。

明代医学家楼英，自幼聪颖好学，12岁能讲论《四书》，对医学也非常热爱，父亲楼泳希望他能求取功名光宗耀祖，但楼英却说：“行医治病，惠及黎民，岂不胜于为官？”立志从事救死扶伤的医学事业。从20岁起，他一边读书学医，一边往来乡村民间行医，亲自采药煎制汤药丸药。46岁的楼英经县丞推荐，去京都给明太祖朱元璋治病，明太祖病愈后，非常赏识他，要留他在京都太医院任职。但楼英不愿与官府应酬，就以年老体弱多病为由，上表谢辞，明太祖只好下诏“赐归”。楼英回到民间后，一边继续从医，一边著书。楼英长期深入民间，为民疗疾，被家乡楼塔人尊为“神仙太公”。

医圣张仲景在《伤寒论》序中批评那些只知道追逐名利的行为，“怪当今居世之士，曾不留神医药，精究方术……但竞逐荣势，企踵权豪，孜孜汲汲，惟名利是务”。在以“朝为田舍郎，暮登天子堂”为读书求仕终极目标的封建社会，华佗、皇甫谧、孙思邈等历代名医却不为功名利禄所动，不为享乐奢靡所扰，潜心医学，誓愿救百姓于病痛疾苦，他们淡泊名利、不慕虚荣的高尚品格，值得我们学习和借鉴。

三、但虑病危重　己身置度外

《大医精诚》中说医者“不得瞻前顾后，自虑吉凶，护惜身命”。意思是作为医生不能只考虑自己的安危，遇到难治棘手的危急重症，不愿意冒险救治，怕治不好有损自己的名声或者担责任就拒绝患者。

民间有“医不叩门”的俗语，意思是医生不能不请自到，主动去送医上门。因为这样如果没给人家看好病的话，责任就会更大，这对医生来说是一种有职业风险的行为。此外，主动请缨还会被人认为是邀功要赏，别有所图。但是有的医家却真的做到了“见彼苦恼，若己有之，深心凄怆”，不去“瞻前顾后，自虑吉凶，护惜身命”，主动请求救治疑难危重患者，同时他们也把救治疑难急危重症疾病当作宝贵的学习机会，将个人安危利益相关的事情置之度外。

例如清代《初月楼闻见录》中记载名医范大捷医术超众，名扬全县，同乡里有一贫妇临产时突发天花，病情危重，当地其他医家因其病情危重，怕母子俱亡而不愿接诊，而范大捷听说后却自己带上药物，一天过去诊视六七次，说“此妇若死，是殒二命也”，即这个妇女若是不能救活，那就是一尸两命。后来孕妇经范大捷的治疗，顺利产下胎儿。

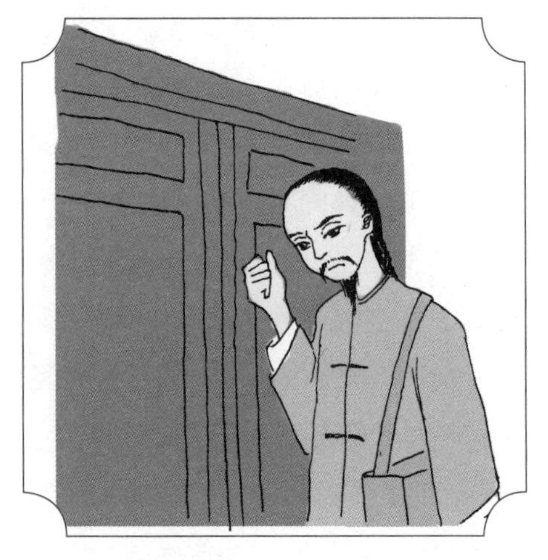

清代著名温病学家王孟英自号“半痴”，这是因为每当遇到急重濒危的棘手患者，别的医生都担心无力回天，为了保住名声而不轻易前去救治，

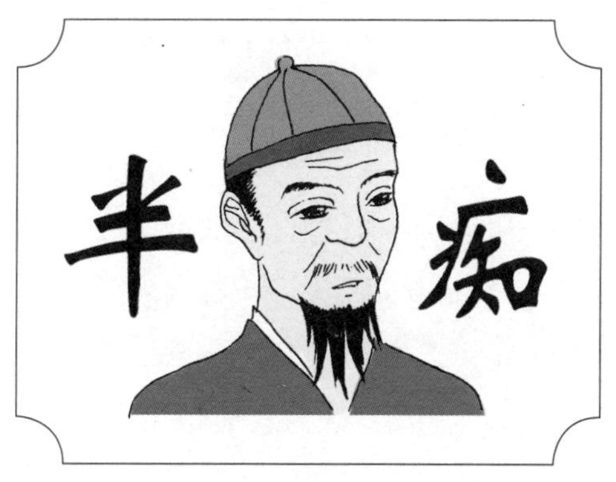

而王孟英却从不考虑这些，总是一心赴救。他说："我于世无所溺，而独溺于不避嫌怨，以期愈疾，是尚有半点痴心耳。"意思就是，我对世上的东西没有什么贪恋沉迷的，唯独执着于救治病人，不怕治不好可能会遭受埋怨，所以也就是在这看病上我还有沉迷和痴心。

清代名医徐大椿就将治疗疑难重症作为提高医术的重要方法，他不仅不回避别人都感到棘手不愿意接诊的患者，还对信任配合自己的患者非常感激。《洄溪医案》中记载当时乌镇的莫秀东得了一种怪异的重病，白天不发病如常人，一到晚上便出现背部到胸胁的剧痛，"呼号彻夜，邻里惨闻"，五年来痛不欲生，百治不效，后来没人愿意再为他治疗。徐大椿听说后，没有任何顾忌，特意把患者请到自己家中，尝试各种办法施治，他认为这样"非但济人，正可造就己之学问"，即不仅可以解除患者的痛苦，还可以籍此丰富提高自己的学识。经过一个月的各种疗法尝试，终于治好了患者，患者对他感激不尽。徐大椿却说："我方欲谢子耳。凡病深者，须尽我之技而后奏功。今人必欲一剂见效，三剂不验，则易他医。子独始终相信，我之知己也，能无感乎。"意思是你这么信任我，让我有机会对这种怪病尝试不同的治疗，我应该感谢你才对。

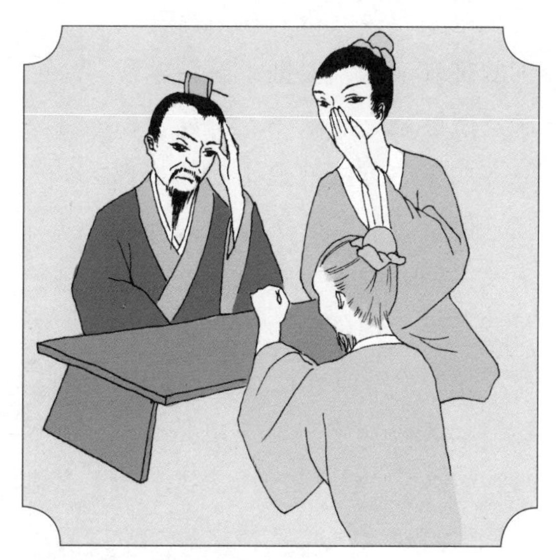

还有民国医学泰斗张锡纯在临床上每每遇到疑难急危重症的患者，都会寝食难安，辗转思索，一旦有了明确的思路，即使是半夜，也会亲自上门，主动去施治。

作为医生也不能因为畏惧对方的权势和地位，担心自己的前途安危就不敢直陈病情。例如医宗扁鹊到齐国时，齐桓侯接见他时，他就直言指出："君有疾在腠理，不治将深。"直言不讳地指出齐桓侯患有疾病，不及时治疗就会加重。桓侯却认为"医之好治不病以为功"，认为扁鹊是无中生有，想要邀功请赏，因此拒绝让扁鹊给自己诊治。尽管如此，扁鹊还是一次又一次地指出齐桓侯病情已经逐步加重的事实。扁鹊到秦国行医时，准备用砭石治疗秦武王的疾病，但武王却听信谗言，对扁鹊的治疗方法产生了怀疑。扁鹊得知后，愤怒地摔了石针，冒着生命危险义正词严地说"君与知之者谋之，而与不知者败之。使此知秦国之政也，则君一举而亡国矣！"意思是你与懂得治病之事的人探讨治病方案，却又和不懂医事的人毁掉这些方案，你如果用这种方法治理国家，那么会使秦国灭亡的！

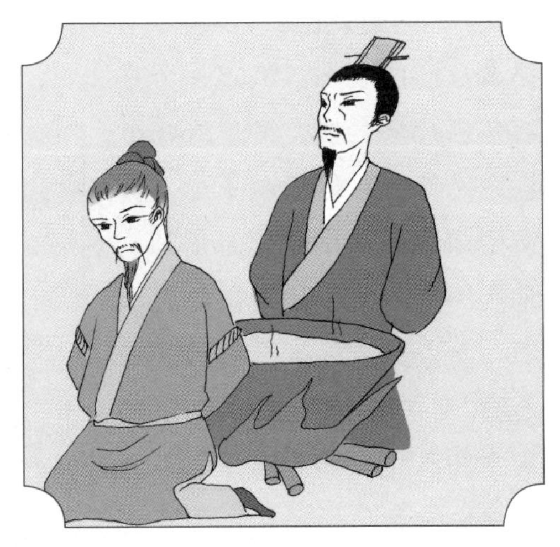

《吕氏春秋·至忠篇》记载战国时期名医文挚，在治疗齐闵王的抑郁症时，根据中医情志疗法"怒胜思"的原则，用反复激怒齐闵王的方法治愈了他的抑郁症，但最后却被怒不可遏的齐闵王烹煮而死。一代名医就这样为了履行医生的使命，不顾个人性命安危为治病而故意激怒了君王，最终引来杀身之祸，这也是"不得瞻前顾后，自虑吉凶，护惜身命"最悲壮的诠释吧。

四、三人有吾师　同行不相轻

《大医精诚》中指出："炫耀声名，訾毁诸医。自矜己德。偶然治瘥一病，则昂头戴面，而有自许之貌，谓天下无双，此医人之膏肓也。"俗语说"同行是冤家"，有些医生为了抬高自己，便贬低他医，自视甚高，只顾炫耀自己的声名，随意毁谤贬低其他的医生，偶然治愈了一个疾病，就不可一世，洋洋得意，自诩为天下无双，这是很多从医者根深蒂固的恶习。

清代医学家雷少逸在其著作《时病论》中也描述了医疗界相互轻视嫉妒的危害："医以苏人之困，拯人之危，性命为重，功利为轻，而可稍存嫉妒哉！奈何今之医者，气量狭窄，道不求精，见有一神其技者则妒之。妒心一起，害不胜言，或谣言百出，或背地破道，或前用凉药，不分寒热而改热，前用热药，不别寒热而改凉，不顾他人之性命，惟逞自己之私心，总欲使有道者道晦，道行者不行，以遂其嫉妒之意。"医疗行为关系患者生命健康，医生之间如果为了自己的面子和利益，不实事求是，一味地嫉妒诋毁，只会扰乱正常治疗，使患者贻误病情，承受巨大的损失。

明代陈实功在《外科正宗·医家十要》指出："凡乡井同道之士，不可生轻侮傲慢之心，交接切要谦和谨慎，年尊者恭敬之，有学者师事之，骄傲者逊让之，不及者荐拔之，如此自无谤怨，信和为贵也。"即医生对待同行，不能有贬低轻慢的心态，一定要有谦虚谨慎的态度，对年长者要恭敬地请教，对学问造诣高的要像对待老师一样地请教，对于傲慢的人就谦让，对于名气不如自己但又有实学的人要推荐提携，这样才能少一些怨恨诋毁，同行之间彼此信任和睦。

明代有"医林状元"之誉的医家龚廷贤也在《医家病家通病篇》中说："夫医为仁道，况授受相传，原系一体同道，虽有毫未之差，彼此亦当护

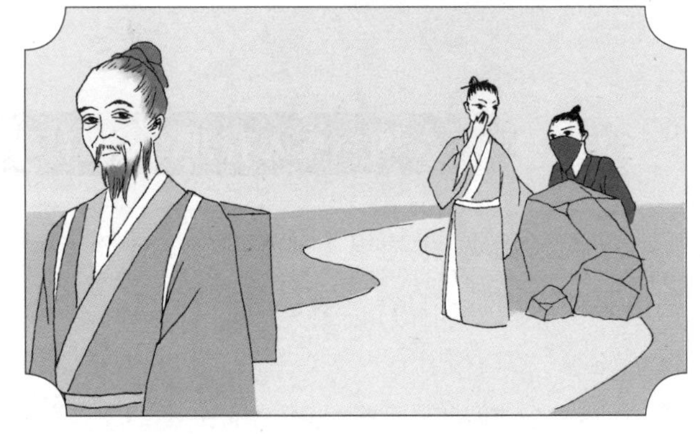

庇，慎勿訾毁，斯不失忠厚之心也。”他倡导同行之间要互相扶持，不要相互訾毁，指出：“吾道中有等无行之徒，专一夸己之长，形人之短，每至病家，不问疾疴，唯毁前医之过，以骇患者。”那些专门展示自己的长处，显现他医之不足，去患者家中，先不管病情如何，只一味地诋毁贬损前面医生的不当之处，让患者惶恐不安的医生，都是非常没有德行的。

而医宗扁鹊就是死于这种“无行之徒”的手中。《战国策》中记载秦武王举鼎受伤，经太医李醯（xī）治疗后，病情没有任何改善反而愈加严重，疼痛难忍。请来扁鹊诊治后，病痛大减，秦武王对扁鹊赞不绝口，并打算留扁鹊在秦国做太医令。李醯便对秦武王说：“扁鹊不过一介游医，如何能做秦国的太医呢，这不让别国耻笑我大秦国没有医生了吗？再说我前面的治疗已经打下了基础，效果刚刚出现的时候让扁鹊赶上了。”妒贤嫉能的李醯不仅打压贬损扁鹊，为了杜绝被取代的后患，还派人刺杀了扁鹊。绝世神医扁鹊就这样被嫉贤妒能的同行害死了。

“知之为知之，不知为不知”，“医家误，强识病”，若医生只从个人颜面和自身利益出发，不懂得求实态度的重要性，就会贻误病情，致使患者“不死于病，而死于医”。病有万变多端，医有精研无穷，个人的学识与经验终究有限，医术再高也总会碰到自己治不了的病。名医程国彭曾说道“病不识时莫强识，谦恭退位让贤能”，但要坦承自己治不了，甚至举荐他医，这对医家来说，是一种道德层面的考验。明末医学家萧京《轩岐救正论》中说：“遇有疴病未明，我见不到处，便令再延识者商治，勿

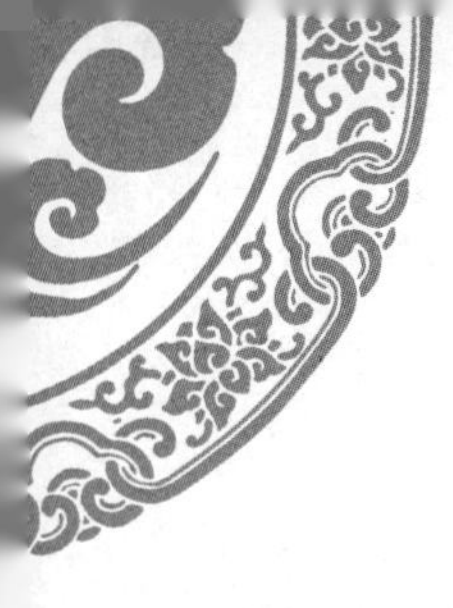

专私意，勿讳我短，勿没人长，期愈人病。”意思是，有我所学不及，所治不能的病症，应该及时告知病家另请高明，不能为了自己的面子，避讳自己的短处，埋没别人的长处，只应该以治愈病人为目的。

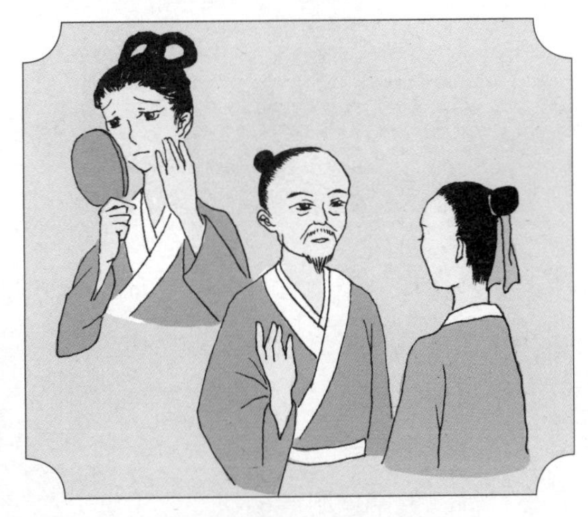

元代名医朱丹溪和葛可久两大名医互相成就的故事则被传为美谈。浙江有一大户人家的小姐患痨瘵病（肺结核），经名医朱丹溪治疗后，病情大有好转，但其面颊部红晕斑点始终无法消除。朱丹溪便坦诚地推荐了苏州名医葛可久，后经葛可久的针刺治疗，小姐脸上斑点果真消失。最后病家厚礼相谢，并称葛可久医术高超，但葛可久却非常坦诚地说：“其实是丹溪先生医术高超，他已经将小姐的病基本治好了，我只不过是最后扎了几针而已，并无功劳。”朱、葛两位名医互相成就，彰显了大医之德。

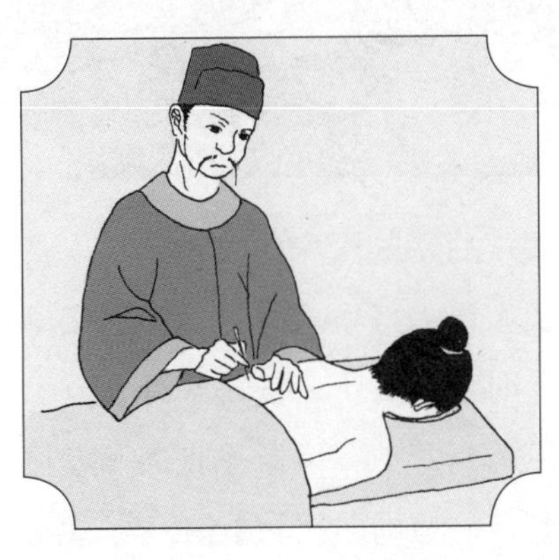

《千金翼方》记载当时深州刺史成君绰，忽患一种怪病，“颈肿如数升，喉中闭塞”，已有三日水米不下，送来找孙思邈求治。孙思邈虽然见多识广，但对这个病没有十足的把握，且患者无法服用汤药，他便把患者推荐给针灸学家甄权。甄权针刺患者右手商阳穴，患者很快就好了。孙思邈能够毫无顾忌地推荐别人，还特地在自己的医著中记录此病案，足以看出他谦逊、诚实的医疗美德和态度。

明代著名针灸学家杨继洲，用针法治疗疾病非常有效验，医生纷纷去

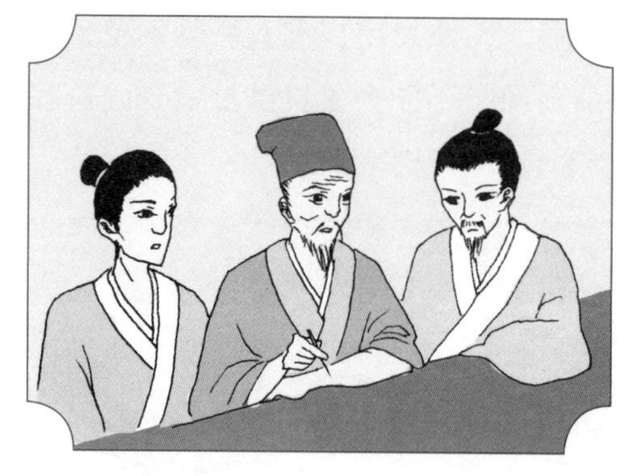

找他讨教，杨继洲都是非常热情地倾囊相授，毫无保留地介绍自己的治疗经验，经常手持银针，在自己身上比划穴位的进针手法，甚至还把家传的秘本拿出来供世人学习。

明代医家王肯堂医术高超，有“神医”之称，对待同行也是非常信任，从不自以为是。《对山医话》中曾记载这样一段故事。王肯堂 80 岁时患泄泻，自己和其他医生都认为是因为年老体衰，需要滋补固摄之药治疗，结果越治越重；最后请李中梓前去诊治，李中梓诊视后，说：“您虽年事已高，但素体肥胖多痰湿，用滋补之药，则加重腻滞，现在必须用通利泄下的药物去除痰湿黏滞，您能不怀疑我的判断吗？”王肯堂听后，毫无疑虑地接受并用药，泄泻遂治愈。由此看出，医生同行之间相互尊重与信任是十分重要的。

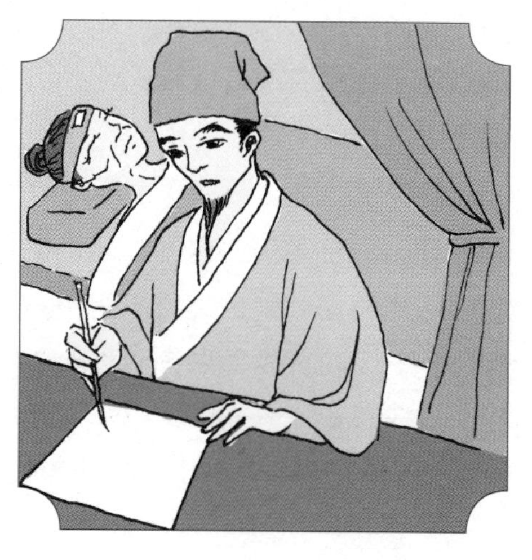

儿科鼻祖钱乙也是一位非常尊重同行、提携后辈的医家。宋神宗时，太子患抽风病，御医都没能治好。请来钱乙用黄土汤治好了太子的病，神宗皇帝夸奖他医术高明，并质疑御医们为何没有及时治愈太子，钱乙解释了自己的治疗思路后，补充说“诸医所治垂愈，小臣适当其愈”。意思是太子经过先前诸医的治疗，已近痊愈，我不过是刚好碰到他病愈的时机。钱乙当着皇帝，没有倚功自傲，诋毁他人，吹嘘自己，表现出非常难得的谦逊宽厚的姿态。

钱乙 70 多岁时，做了“翰林医学太医丞”，当时的年轻医生董及之非

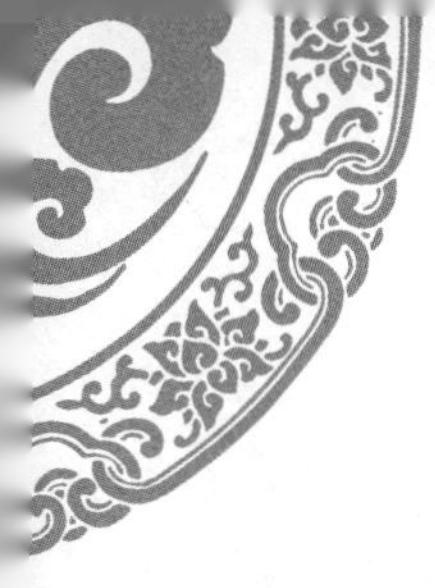

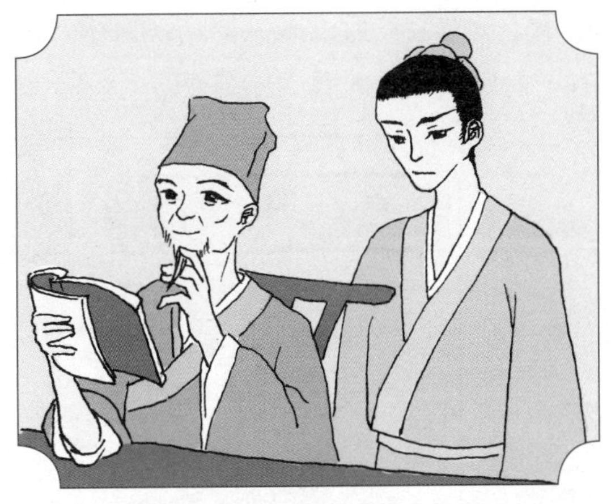

常擅长治疗小儿痘疮，钱乙看了董及之小儿天花的专书《小儿斑疹备急方论》后，认为其见解超过了自己，欣喜地说“予开卷而惊叹……深嘉及之少年艺术之精”，立即主动且谦逊地向这个后辈学习，还专门为这部书写了跋言，同时将该书收入自己的著作《小儿药证直诀》中，向大众推荐。钱乙不因为自己“专一为业，垂四十年”，并高居“翰林医宫太医丞”之位，而目空一切，反而是积极鼓励青年后辈、扶持后学，体现了非常可贵的优良品质和治学精神！

清代对温病学体系的形成和发展做出贡献的医家是叶天士、薛雪、吴瑭、王士雄，后人称之为温病四大家。其中叶天士和薛雪二人是处于同一时期的医家，相传有个更夫患水肿病，求薛雪治疗，薛雪认为这位患者已经病入膏肓，无可救治了。更夫回家途中倒在路边，恰巧被叶天士发现，一番辨证之后，叶天士认为该病是因更夫常年受有毒的蚊香熏染所致，由于辨证准确，不久更夫便痊愈了。更夫将此事广而告之，同城之人无不知晓。薛雪得知后，对叶天士恼羞成怒，遂将居所命名为“扫叶庄”，并手书匾额悬挂门首。叶天士得知后也颇为愤怒，决定以其人之道还治其人之身，草书横匾“踏雪斋”于书斋门首，以表达对薛雪的不满之情。不久，叶天士的母亲突然因病卧床不起，叶氏为母医治却仍无好转，薛雪得知其母的病情后，认为其病属阳明经证，非重用白虎汤不能扑灭其熊熊之火，且生石膏须用至二斤方能奏效。他还托人将其想法传达给叶天士，叶听后恍然大悟，急煎重剂白虎汤，其母服后果然病痊。事后，叶天士亲自上门拜访感谢薛雪，薛氏也倍受感动，深感内疚，当即摘下“扫叶庄”那块横匾，

表示了歉意。此后二人共同切磋医术，分享经验，并使温热病理论在当时有了前所未有的进展。

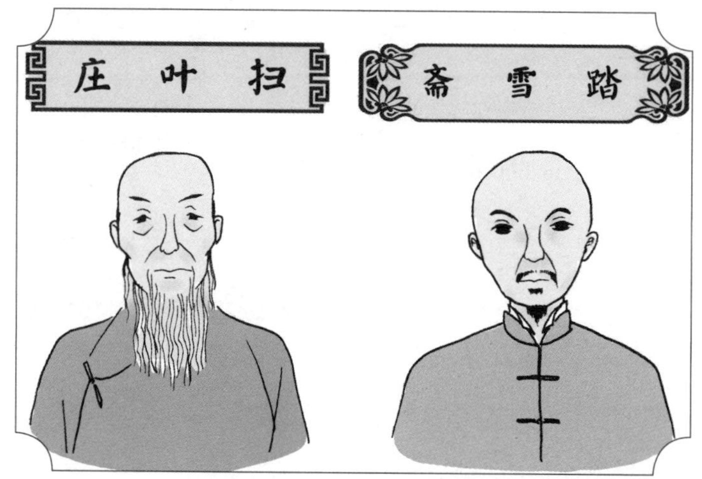

缪希雍经常拜访一些有真才实学的医家，与他们交流经验。有一年，他去南京拜访了王肯堂。王肯堂对这次会见印象深刻，后来在《灵兰要览》中特地作了记述："秋天，缪希雍先生来访，我高兴地接待了他。我们在一起无拘无束地讨论了许多医学问题。他的精辟学术见解、渊博的知识和丰富的临床经验使我十分钦佩。我补血用酸枣仁的方法就是从缪先生那里学来的。"缪希雍在他的著作中也写了相同的情节，来纪念这次有意义的相会，以表达相互学习和相互敬仰之情。

清代名医周学霆认为民间医生多系世传，且大都是一边行医一边采药，加上认真琢磨，反复实践，各自都有治疗某些疾病的丰富和独到经验。他指出"大医见草医而惊讶，名医见草医而肃然起敬也"，指出同道之间应彼此尊重，切不可持门户之见而相互鄙薄。

目的纯正，尊重他人，是医务工作者在学术争鸣创新中应有的崇高品德。医乃仁术，作为医生必须心存仁厚，互敬包容。尺有所短，寸有所长，"三人行必有我师"，同行勿相轻，要博采众长，互相学习借鉴，以提高

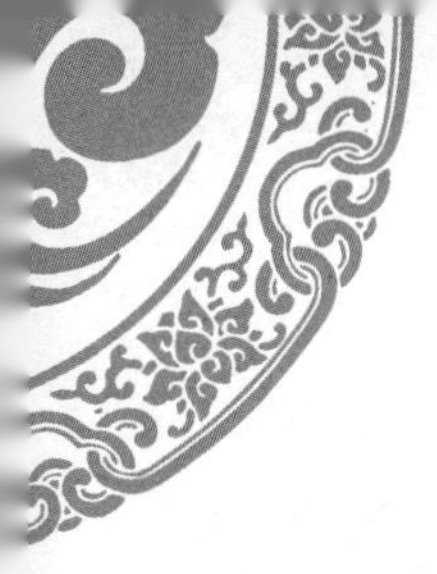

医术治病救人为宗旨，这样才能取得更大的成就。同时，医学也是一门科学，有学术争鸣才会取得医学繁荣和进步，医学同道之间应该以开明的态度求同存异，彼此尊重，而不能一味地囿于门户之见或以势压人。尤其是医学事关百姓的健康安危，应互相借鉴学习，与时俱进，从实际出发，既不泥古非今，也不崇今废古，而是遵古不泥古，真正做到传承创新，这是医学工作者致力于医学发展创新的根本宗旨。

五、医者需自律　慎独修正身

陈实功在《医家五戒十要》中就明确规定："凡视妇人及孀尼僧人等，必候侍者在旁，然后入房诊视，倘旁无伴，不可自看。"自古以来，医家都十分强调医生绝不能借诊病之机调戏妇女。男性医生为女性患者看病时，务必有帮忙的仆人或者学生在一旁以求避嫌。陈实功强调不但不能调戏妇女，甚至对待妓女亦"视如良家子女，不可他意见戏，以取不正"。明代李梴在其《医学入门·习医规格》中指出："寡妇室女，愈加敬谨，此非小节。"

据《太平县志》记载，明代太平县医生周子干精通医道，救活病人很多。曾经治愈了一个奄奄一息的年轻患者，但其家中一贫如洗，无力偿还药费。他的妻子长得颇有姿色，提出愿意侍奉周子干几个夜晚，以感谢周子干的救命之恩并偿还药费，被周子干严词拒绝。

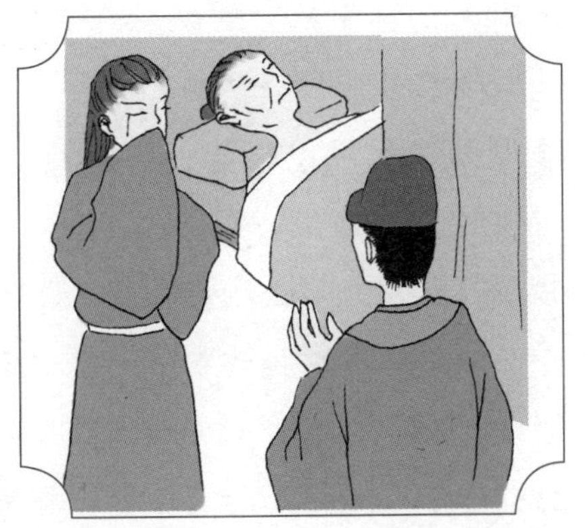

南宋医家张杲的《医说》中记载，宋徽宗宣和年间，有一位读书人，因病卧床多年不起，家人求医问药以致家境艰难，家徒四壁，可病情仍不见好转。他的妻子听闻名医何澄精通医术，便将

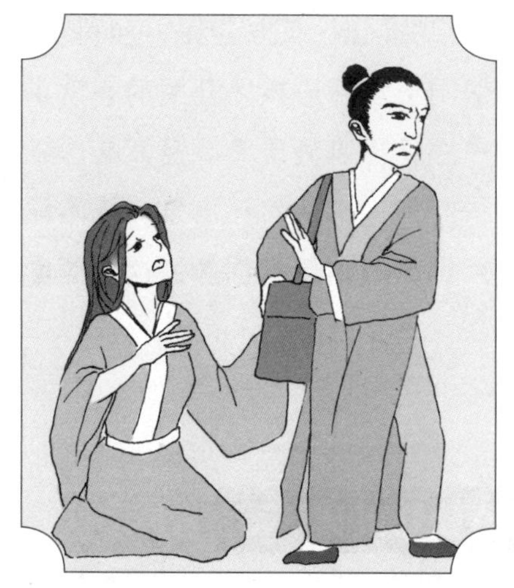

何澄请到家中为丈夫诊病。无奈苦于家中器物早已典当一空，无法支付诊费，其妻便将何澄领入偏房，告之曰："拙夫抱病日久，家中典当殆尽，无以供医药之资，望先生尽力救治，妾愿以身相酬。"何澄听后正色拒绝："妇人何以出此言，但放心，我定会全力救治，你千万不要这样。"面对患者妻子的"以身相酬"，何澄未曾有过邪念，守住了做人的底线，也维护了医者的尊严。经过何澄的悉心力救，这位读书人终起沉疴，没多久便痊愈了。何澄不贪色欲、恪守德操，称得上是医者的楷模。

而南宋洪迈的《夷坚志》中记载，当时邑丞的妻子李氏病重，找来医生聂从志为她诊病。不久李氏痊愈。李氏貌美但品行较差，见聂从志玉树临风，一表人才，便利用丈夫外出时，伪称有病，派人去请聂从志到家里，对其曰"赖君复生，顾世间物无足以报德，愿以此身供枕席之奉"，即要以报答救命之恩为由，诱惑聂从志。聂从志立刻起身离开，从此再不上门。

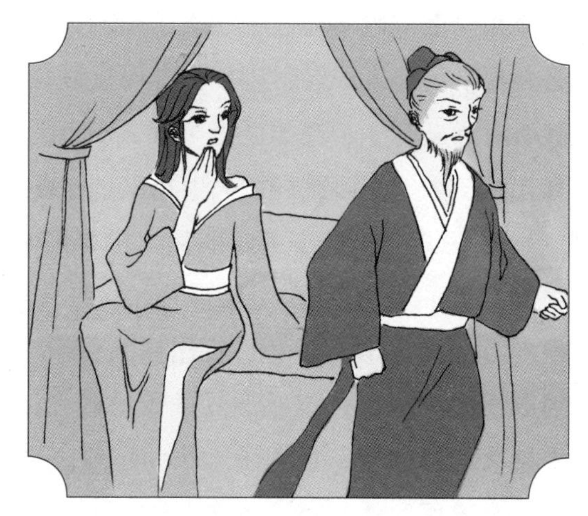

面对患者家属的无奈之举，要能做到不趁人之危；面对患者主动投怀送抱，能做到坐怀不乱。这种良知和自律，对于医德的坚守都值得世人称颂。

如今，随着人们法律意识和维权意识的强化，有关隐私的医患纠纷越

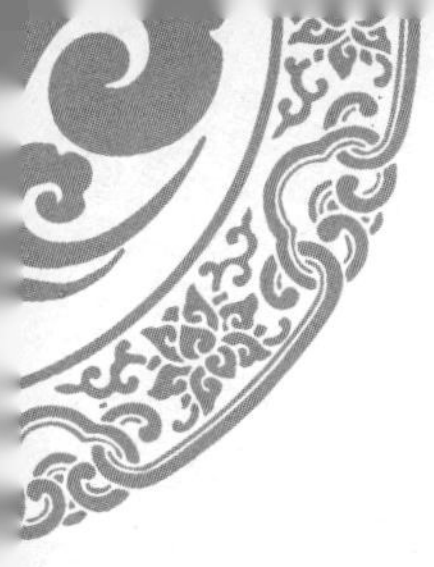

来越常见。这就要求医者在行医过程中更加严格要求自己，不可有一丝轻浮之举，坚持职业操守和道德操守。

六、不文过饰非　做“自讼之医”

医学是一门一直在探索中的科学，它不是神学，任何人治疗疾病都不可能药到病除，万无一失。古人云“人无完人，金无足赤”，作为一名医者，不可能做到尽善尽美，但一定要问心无愧，不要一味逞强，误人误己，要勇于承认自己的不足，敢于直面自己的问题。

明末清初著名医家喻嘉言在其著作《医门法律》中就提到医生要做“自讼之医”。自讼，即自我诉讼，自我谴责，意思是医者应常常自省、自责，反思专业学术的不足之处和诊疗病例的失误之处，从而精进医术，提高医疗水平。

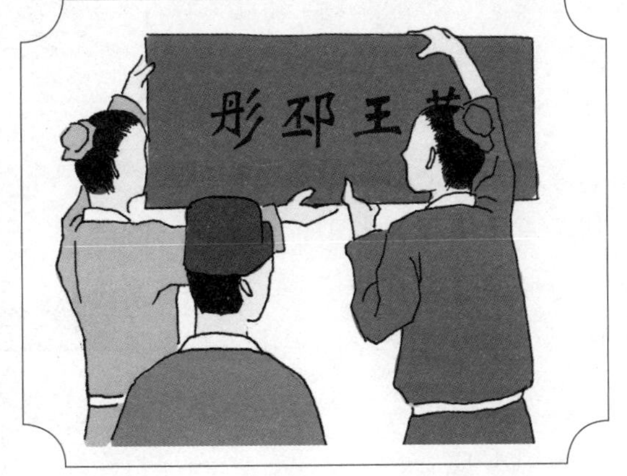

撤牌停诊，回炉再造需要医者具备坦诚的品质和极大的勇气。东汉大将邳彤，安国人，不仅能文善武，还精通药理，被称为药到病除的神医，他给一位同僚治愈了凶险的脑部“对口疮”后，对方给他挂了一块写有“药王邳彤”的门匾，一时名扬四方。一次，他的姑母额头上长了一个恶疮，他怎么治也治不好。而后来得知姑母的疮被一个采药的乡医治好了。邳彤感叹天外有天，自己不能称为“药王”，于是让人把门口挂的那块“药王邳彤”的大匾摘了下来，潜心采方治病，最终成为名副其实的“药王”。

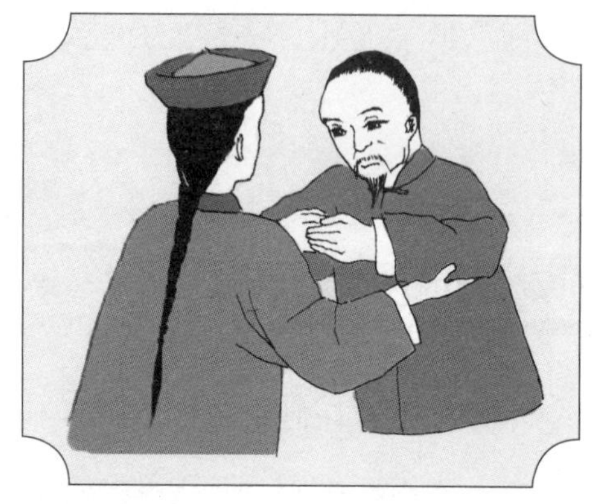

清代四大温病学家之一的叶天士也是一位敢于承认自己的失误，并诚恳道歉的医者。一次，当时已经医名在外的叶天士给世交一匡公的父亲尔昌公治疗消渴病，诊治月余后，不见好转。叶天士分析了治疗不效的原因后，主动向一匡公道歉，坦诚解释因为自己一开始所用的数方，用之过早，于病无补，病已不救，无力再治。一匡公听后丝毫没有怪罪叶天士，反而对叶天士“力自引咎”的诚恳态度赞叹不已。以叶天士举世敬仰的医名，他完全可以通过夸大病情程度，轻而易举地粉饰自己的用药过失。但他却能够不讳己过，坦诚失误，实事求是地检讨自己的疏漏，实在难能可贵。

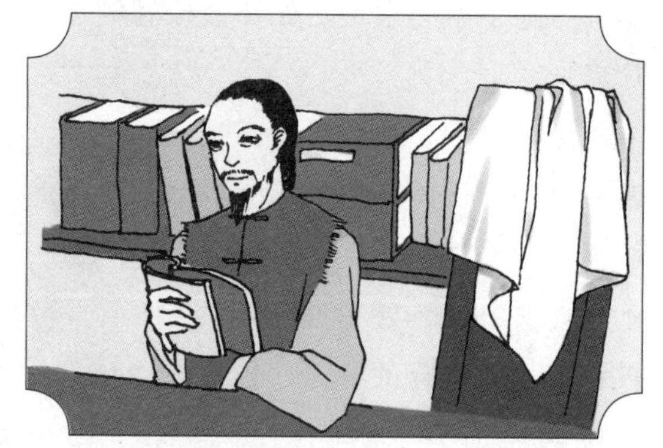

对于“学问荒疏，治法谬误”的医生，清代医家徐灵胎曾有“撤牌读书”之诫，即要求医术不精的医生撤下行医招牌，重读医经自省。他认为医生要坚持“每月严课”，定期反思总结自己诊疗过程中出现的失误。他在《慎疾刍言》中所言“医之为道，全在自考。如服我之药，而病情不减，或反增重，则必深自痛惩”，意思是医生对于服药后患者病情没有得到明显改善的病案，不能不了了之，而是要对诊疗情况认真反思，要勇于自我批评，承认自己诊疗失误，并籍此找到自己疏漏欠缺的方面，重新温习医书，弥补自己的过失，务必“广求必效之法而后已”。

徐灵胎“撤牌读书”之训对后世医家影响甚广，比如近代名医蒲辅周

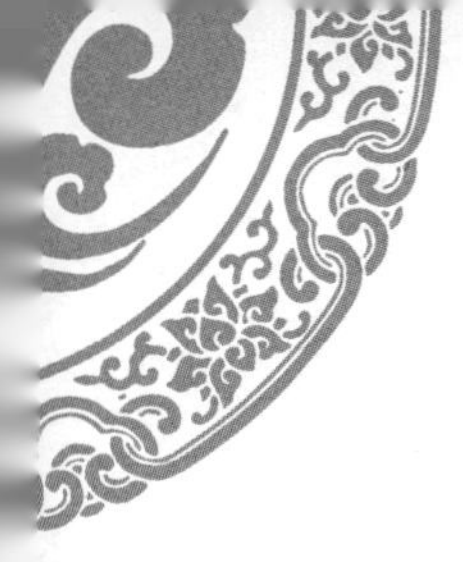

早年就曾摘牌停诊，闭门苦读。一次重症感冒患者服用他开的桂枝汤后大汗淋漓，当时患者自觉轻松、热势减退，但次日病情再次反复，且出现头痛加剧、全身无力的症状。蒲辅周再读《伤寒论》，看到桂枝汤方证条文中明确写有“微似有汗者佳”，否则“病必不除”，他意识到自己让患者出汗过多而造成病情反复和加重。蒲辅周觉得自己学术不够扎实，便决心摘牌停诊，周围的人认为他已经如此享有盛誉，完全没必要这样做，但蒲辅周执意停诊，闭门苦读三个月，重温医籍，博采各家之长。蒲辅周敢于承认自己的过失，并弥补不足，主动改正的精神，使他终成临床大家。“摘牌读书”的精神至今仍在激励医学工作者，在失误中总结经验，在不足中收获成长。正是因为自我反思并努力改正的精神，医学事业才能不断取得进步。

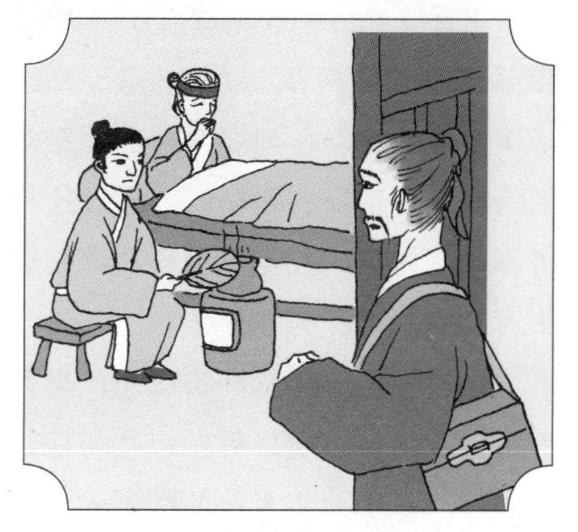

清末民初徐珂的《清稗类钞》中记载福建名医王琢章，为人慈祥，对于患者如同对待父母一样关心，总是谆谆叮嘱疾病的注意事项。书中记载：“遇难治之症，既处方矣，犹为之再三推究，有所增减，虽深夜，必使人叩病者门告之，或且深自引咎，改前方，不略自讳饰也。”说的是王琢章在治疗一些疑难杂症时，常常在已经给病人开出药方后，还会继续对病情和用药反复思考，再三推敲，有时意识到有用药的不妥或者更好的方案，便及时告知患者调换药物，从不敷衍了事或掩饰错误。有时有了好的思路，即使是时值半夜，为了不贻误病情，他也会前去上门告知患者修改药方，并认真检讨。

程国彭在《医家误篇》中说道：“医家误，强识病，病不识时莫强认，谦躬退位让贤能，务俾他人全性命。”敢于承认不足并努力改正、精进医术，是历代医家身上的“闪光点”，更是值得我们继承和发扬的宝贵精神财富。

七、言行必周全　病私需慎言

天人合一的整体观是中医理论体系的基本特点，中医学的对象是与自然、社会一体化的人，所以中医学特别强调人体健康与自然、社会因素的关系，重视精神因素对人体健康的影响，疾病的发生、发展与患者的精神因素有极大关系，而诊疗过程中，医生的举止和语言，都会影响患者的精神进而影响疾病的治疗。中医医德的规范与中医的学术思想融为一体，这正是古代医德的优良传统。

宋代《小儿卫生总微论方》中有专篇《医工论》提出“凡为医者，性存温雅，志必谦恭，动须礼节，举乃和柔，无自妄尊，不可矫饰”，指出了医生的一言一行都要得体，要缓解患者忧虑和焦躁的情绪，从而对疾病的治疗建立信任、轻松的心态，这种积极的心态情绪会对恢复健康起到促进作用。此外，医生更不可故弄玄虚，然后显示自己技术高明，即“疾小不可言大，事易不可云难”。

作为医生应保持严肃端庄的形象，《大医精诚》中要求“大医之体，欲得澄神内视，望之俨然，宽裕汪汪，不皎不昧……不得多语调笑，谈谑喧哗”。一个德艺兼优的医生的风度，应能使思想纯净，知我内省，目不旁视，看上去很庄重的样子，气度宽宏，堂堂正正，不卑不亢……看病的时候不能嬉戏玩笑，说与疾病无关的杂事。

跟患者交谈，不仅是问诊的需要，也是一个医生对患者言语开导的心理治疗过程。《素问·五脏别论》中所说：“凡治病……观其志意与其病也”，要努力做到通过问诊，科学讲解病情，尽量减轻患者的痛苦，急患者所急，做到与患者思想沟通，真正做到“知其心，安其神，治其病”。

《黄帝内经·灵枢·师传》中论曰：“人之情，莫不恶死而乐生，告之

以其败，语之以其善，导之以其所便，开之以其所苦，虽有无道之人，恶有不听者乎？”这一段就是在讲医患沟通的原则，大意是说人都是留恋生命，害怕死亡的，因此要给患者指出疾病的危害，引起患者重视；告诉患者治疗的好处，增强其战胜疾病的信心；指出治疗的具体措施，并劝告患者如何调养；解除患者的消极心理状态，帮助患者从疾病的痛苦中解放出来。

同时，要想了解患者的各方面情况，医生还必须尊重患者，讲究礼貌，不失人情。这也是《黄帝内经·灵枢》对医生道德上的一个重要要求：“入国问俗，入家问讳，上堂问礼，临病人问所便。”文中尤其从“临病人问所便”的意义上，论述了礼貌问诊与治疗的关系，反复说明不同对象要有不同的劝告和说服方法，以取得患者与医者的合作，而达到治疗的目的。《黄帝内经·素问·移精变气论》中还指出：“闭户塞牖，系之病者，数问其情，以从其意。”意思是给患者看病时，应该考虑到患者的隐私，要选择环境安静的地方，关门闭户，耐心细致地询问病情，不要让患者有任何顾虑，要使患者畅所欲言，以了解详情。遇到有难言之隐的患者，医生要尊重其隐私，耐心进行引导，消除其疑虑，使其能倾诉自己难言的苦衷。这样既有利于患者树立乐观的情绪和战胜疾病的信心，也便于获得正确的诊断，采取合理的治疗措施。

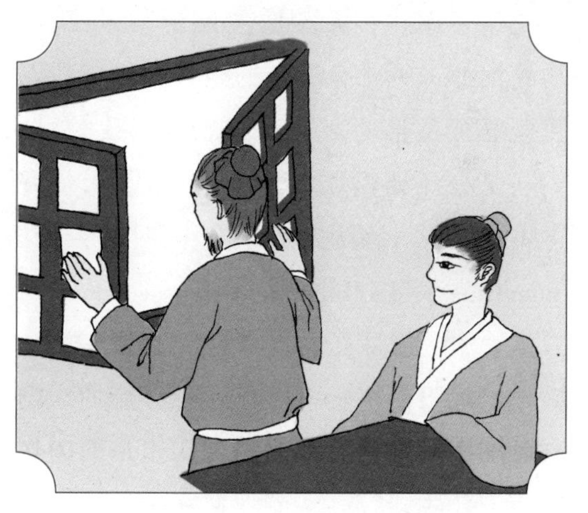

医生针对患者的不同病症和病情阶段，以准确、鲜明、生动、灵活、亲切的语言分析疾病产生的根源和形成过程、疾病的本质和特点，教给患者战胜疾病的方法，激励、鼓舞患者增强同疾病作斗争的勇气和信心，充

分调动患者治疗的能动性，逐步培养激发患者自我领悟、自我认识和自我矫正的能力，疏导患者，调动患者的能动性，主动、积极、顽强地同疾病作斗争。同时只有取得了患者的信任，才能使患者暴露其病症与“隐私”，为取得良好的治疗效果创造条件。

“健康所系，性命相托。”患者将自己的健康，甚至是自己的性命都交托给了医生，希望医生能帮助自己治好病症，医生对患者除了要有药物的治疗，更要有语言的慰藉和鼓励，以减轻患者的心理负担，增强患者克服病痛的信心。这对于患者来说是意义重大的。医生跟患者除了要介绍病情，还要循循善诱，耐心开导，消除患者对治疗的恐惧和误解，这样不仅有利于疾病的治疗，同时也会使医患双方相处更为融洽。To Cure Sometimes, To Relieve Often, To Comfort Always.（有时治愈，常常帮助，总是安慰）这是长眠在纽约东北部的撒拉纳克湖畔的特鲁多医生的墓志铭。医学的局限性决定了医生不是万能的，但对患者安慰的话语，却让患者更有可能得到慰藉。很多患者，正是因为在临床得到医生的精神安慰，再配以适当药物治疗，从而促使病情好转。医者的安慰往往对患者起到莫大的鼓励，传统的祖国医学历来是最讲究这一治疗理念的。

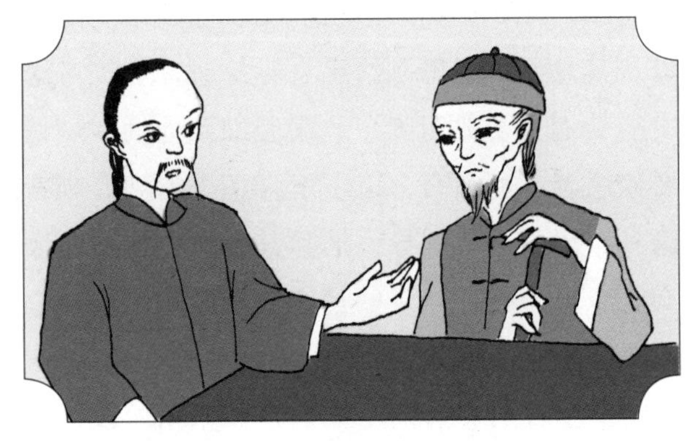

清代名医何元长生性和蔼，医德高尚，当贫寒之人来诊病，何元长就奉送药品以减轻患者的负担。此外，他还非常重视对患者所说的话对患者病情的影响。《初月楼闻见录》记载他的事迹：“病者自远方来诊，其脉即危不治，必婉言以慰之，俟其出，则私告其从者而反其币，曰：‘彼自远来，生死视我一言，质言之，是趣之死也。’”何

长元对那些从远处来求治的患者，即使诊断脉象显示病情已经非常危重，不能治愈了，他也要用婉转的话安慰患者。等患者离开后，再私下告诉患者的陪同者真相，并且退回诊费，何长元说："患者从远方来求诊，抱有一丝希望，这时候生死的信念完全寄托于我的话语，如果对危重不治的患者说实情，必然给患者以精神压力，那就会促使患者加速死亡！"

医者当慎言，还要求医生应该站在患者的立场上，考虑患者的隐私，不能肆意宣扬患者的病情。明代外科医生陈实功在《医家五戒十要》中就明确规定："假有不便之患，更宜真诚窥睹。虽对内人不可谈。"意思是，如果患者有比较隐私的疾患，更应该真诚地诊视，即使对患者的家人也不能泄露秘密和隐私。

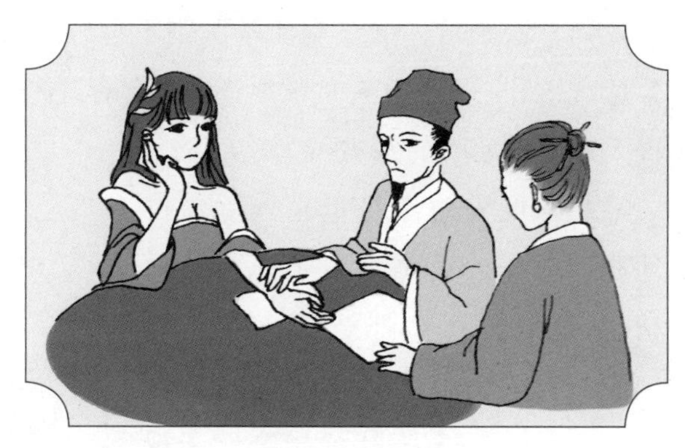

明代名医陈安功不但医术高明，而且非常能考虑到患者的处境，遇有患不便谈论之疾病，即使对自己的妻子亦都保密。一次，有个妓女患有性病，来找他诊视，正在处方开药时，他妻子进来取药方。他怕妻子看出药方是治性病的，让患者难堪，忙用手捂住处方，说："此方不可看矣！"并亲自为患者配药。

八、轻利存仁义　勿倚技牟利

孙思邈《大医精诚》中写道："医人不得恃己所长，专心经略财物。"宋代张杲曰："人身疾苦，与我无异，凡有请召，急去无迟。或止求药，

宜即发付。勿问贵贱，勿择贫富，专以救人为心。”强调医生应清廉正直，不为名利，认为“凡为医者，须略通古今，粗守仁义，绝驰骛利名之心，专博施救援之志。如此则心识自明。又何戚戚沽名，龊龊求利也”。

医学是“博施济众”的仁术，而不应该成为被用以谋取钱财的技术。行医者不能自持自己的医术，一心以谋取财物为目的。“但愿人常健，何妨我独贫”“只求世上人无病，哪怕架上药生尘”，这些我们耳熟能详的谚语，都体现出了医者不求名利、志存活人的高尚思想。

明代医家龚廷贤在《万病回春·云林暇笔》中提出：“勿重利，当存仁义，贫富虽殊，药施无二。”意思是医者应不忘初心，坚守本心，遵守职业道德，不能因为病家富有，就开处贵重药物，谋取钱财。清代名医费伯雄认为“欲救人而学医则可，欲谋利而学医则不可”。清代陈修园则警戒行医者务必禁忌贪欲利心，一旦有贪欲之念，便会有“贫富歧视，同道相攻，伪药欺售，置人命于脑后”的恶劣行为。

北宋庞安时出身世医家庭，自幼聪明好学，读书过目不忘。医术精湛，行医不谋私利。《庞安时传》中叙：“为人治病，率十愈八九，踵门求诊者，为辟邸舍居之，亲视药物，必愈而后遣……病家持金帛来谢，不尽取也。”即常常让来诊者在自己家里住下亲自照料，直至治愈送走。宋代诗人黄庭坚曾赞颂他“不问贫富轻财如粪土，耐事如慈母而有常”。

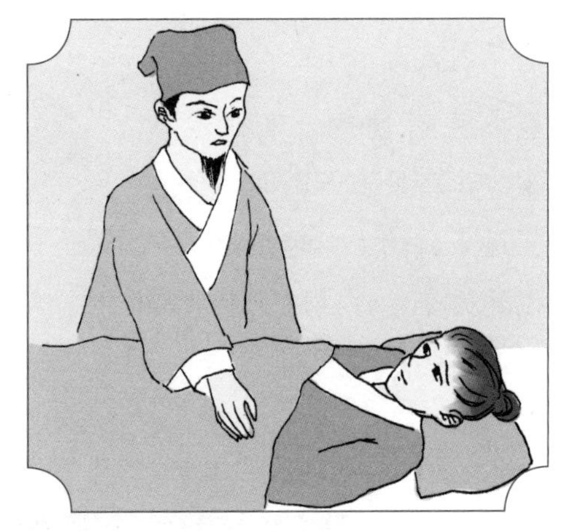

医者在面对钱财的诱惑时，应该坚守本心，谨记自己的身份与职业道德，不要利令智昏，害人害己。《嘉兴府志》中记载明代名医严乐善，医

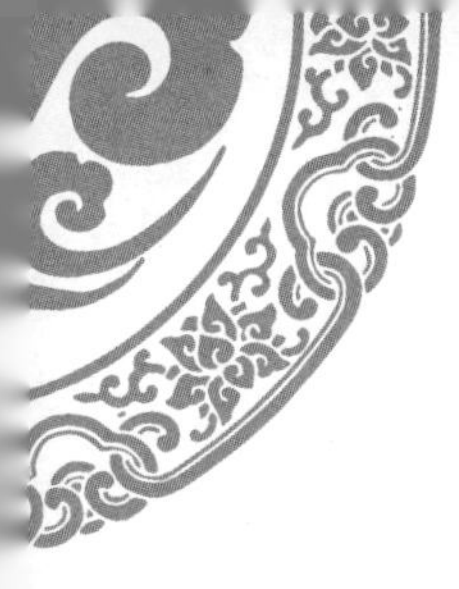

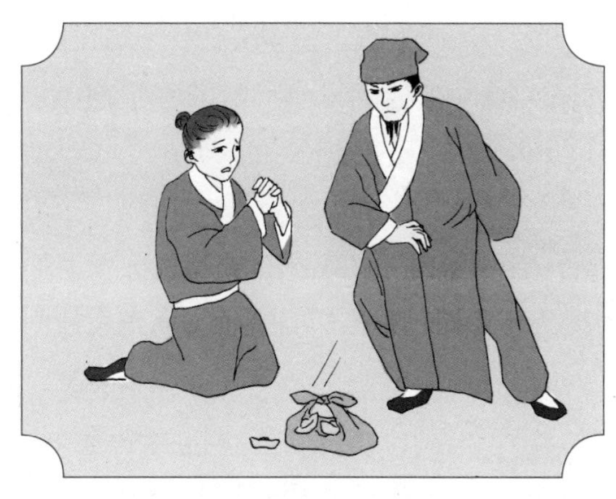

德高尚。曾经有人带金器找到他，说自己的仇家是严乐善的一个患者，希望严乐善能给开一个可以缓慢毒死仇家的药方。严乐善不等此人话说完便愤怒地把金器扔在地上，表示自己绝对不会干这种不道德的事情，还警告此人如果继续找其他医家谋此不端之事，就去衙门告发他。这人最终迷途知返，羞愧不已，并对严乐善感激不尽。

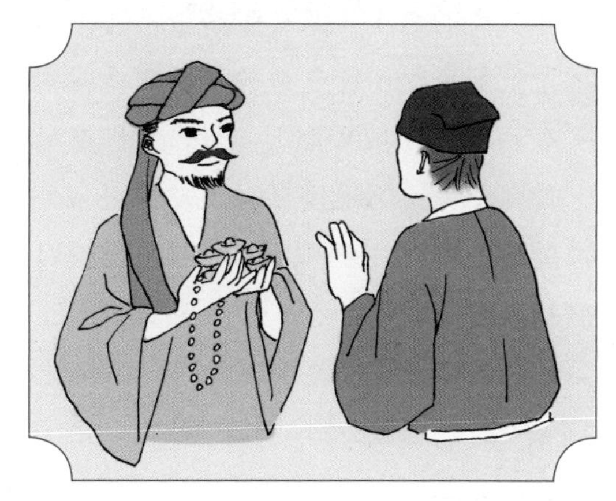

民间有个歇后语“郭常行医——不贪财”，讲的是古代饶州（今鄱阳县）名医郭常的故事，曾经有一个波斯商人路过饶州时，突发重病，请了好些医生，都不见效。商人找到郭常说：“你若能治好我的病，我给你酬金五十万。”郭常针药并用，不久就治愈了波斯商人，但却拒不接受高额酬金，只收取了正常的诊费。别人不解，郭常说：“夫贩贾之人，细度而狭见，终日希售榷买，计量于毫铢之间，所入不能补其望。今暴夺之息财五十万，则必追吝郁惋，宁能离其心？且药加于人，病新去而六腑方惫，复有悒然之气自内而伐，即不可救。”意思是，经商之人，锱铢必较，猛然收了他五十万，他的心里一定觉得痛惜，他的病刚好，五脏六腑元气还未彻底恢复，失财郁闷之气从内再侵入腑脏，那就无可救药了。

跟郭常一样不重钱财，而拒收酬诺的医者还有唐朝名相狄仁杰，狄仁

杰在医学方面也有很深的造诣，尤其擅长针灸，这不常为人知，可能是因为他政绩显著，医名为政名所盖的缘故。唐代《集异记》中就载有这样一个故事：狄仁杰赴京应考，路上遇见一个布幡，上书“能疗此儿，酬绢千匹”。原来是个富家的孩子，年纪约十四五岁，躺在布幡下面，孩子鼻部生长有拳头那么大的瘤子，两只眼睛也被往下牵拉，病情十分危急。狄仁杰叫人把孩子扶起来，用针在他的脑后部扎进去一寸左右，便问孩子：“你的瘤子上有感觉吗？”患儿点点头。狄仁杰马上把针拔出来，刹那间瘤体竟从鼻上掉落下来，两眼也顿时恢复了正常，病痛全部消失。孩子的父母及亲戚边哭边磕头，一定要把一千匹绢送给狄仁杰。狄仁杰笑曰：“急病人之所急，痛病人之所痛，是履行一个医者的职责，怎能以技牟利。”说罢，上马而去。郭常和狄仁杰这样宽厚博大的胸襟和为患者着想的仁厚真可谓医之表率。

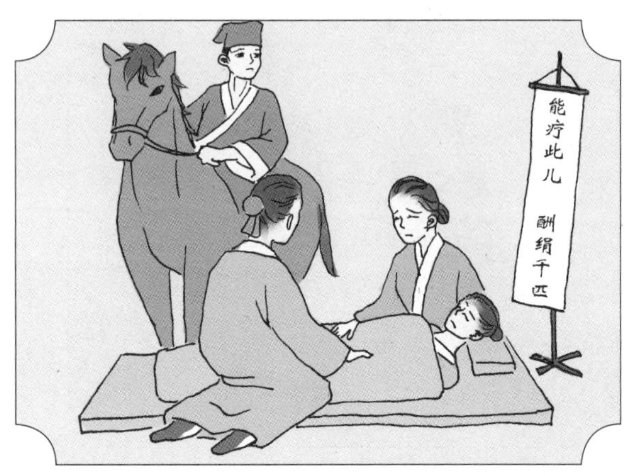

“杏林春暖”和“橘井泉香”是中医最常用的颂称。“杏林春暖”讲的是建安名医董奉，医术高明，治病不取钱物，“重病愈者，使栽杏五株，轻者一株”。重病痊愈者董奉让其在山中栽杏 5 株，轻病愈者栽杏 1 株。“如此数年，得十万余株，郁然成林。”春天杏子熟时，董奉便在树下建一草仓储杏。需杏子者可用谷子交换，再将所得之谷赈济贫民。

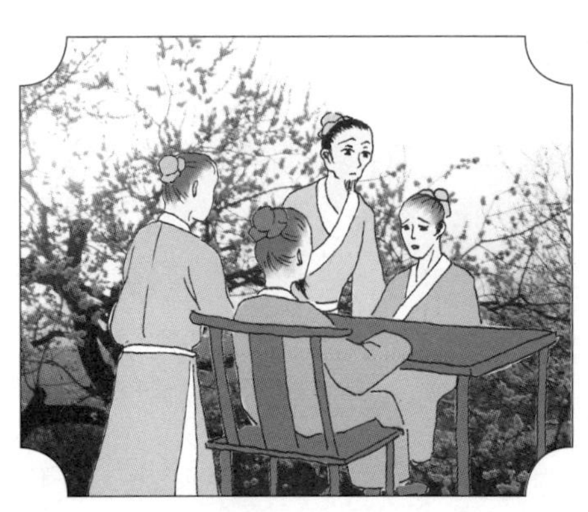

而“橘井泉香”讲的是汉文帝时，湖南郴州医家苏耽，医术绝伦，品德高尚，为人看病不计报酬，他外出学道临别前叮嘱母亲：“明年郡有疫，可取庭前井水橘叶救之，不要收取任何报酬。”越年果然发生疫情，其母按其嘱托，“凡来求医者，每人赐院内井水一升，橘叶一片”，挽救了无数人的性命。这些典故，都体现了医者不重钱财的美德。

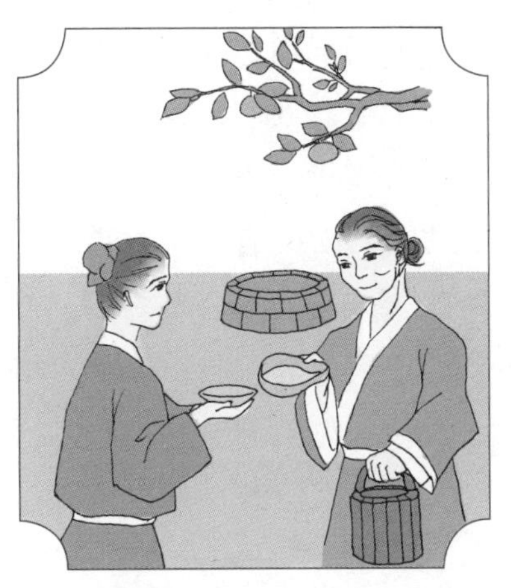

九、病普同一等　医一视同仁

《大医精诚》中指出：“若有疾厄来求救者，不得问其贵贱贫富，长幼妍媸，怨亲善友，华夷愚智，普同一等，皆如至亲之想。”意思是当患者来求救时，在医生的眼中，患者只有急缓之分，而无高低贵贱之分；病痛面前，医生不能考虑患者与自己的亲疏恩怨之别，无论长幼、美丑、智愚，汉族还是少数民族，都要一律同样看待，都要像对待最亲近的人一样。

元代医家曾世荣在《活幼心书》中也指出，要“凡有请召，不以昼夜寒暑远近亲疏，富贵贫贱，闻命即赴”。

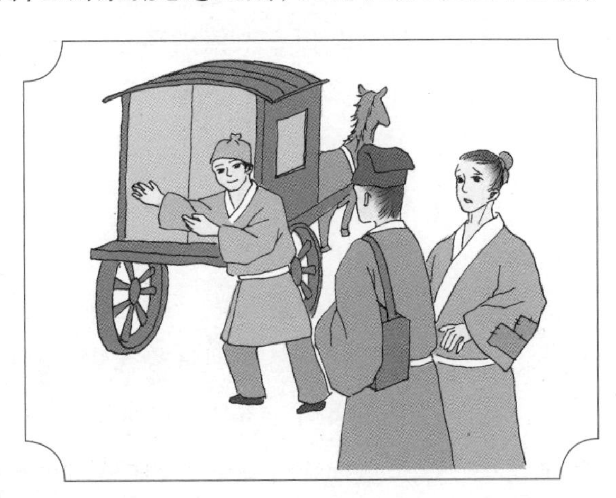

医德高尚的医家不但对患者不分贵贱，甚至还会根

据实际情况而“先贱后贵”。明朝黎澄的《南翁梦录》中记载名医范彬，就是对于患者“只分急缓，不分贵贱”的践行者。一日有位平民紧急上门求助，说妻子因分娩而血崩不止，生命危在旦夕。而范彬正要随他出诊救人之时，对他有提携之恩的朝廷贵族陈英王也派人来请他，说宫中“贵人有发寒热者，召公看之”。范彬判断贵妃之病短时间内没有太大危险，但那位平民之妻，临产流血过多，母子性命恐有不保，便辞去宫中来者，先去救治产妇，待母子平安脱险，才去宫中救治贵妃。陈英王了解实情后，曰：“汝真良医，既有善艺，又有仁心。”

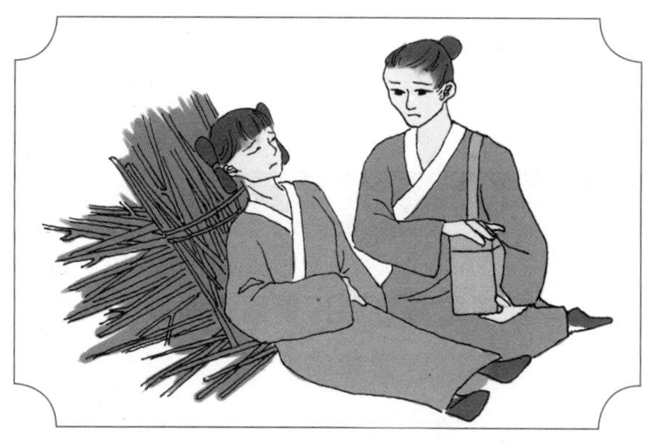

明代著名医药学家缪希雍医术高超，有“神医安道全”之称，他的医德也非常高尚。虽然经常被王室贵族请去看病，但他对地位卑微的患者常心存怜悯。他在撰写的《神农本草经疏》一书中，指出对患者要“等心施治，勿轻贫贱”。曾经京城一宦官家中的婢女患传染病，危在旦夕，婢女身份卑贱，且诸医担心被传染都避之唯恐不及，而缪希雍得知后，立刻骑马前去施救。

清代名医王旭高，医术精湛，声名远扬。按照当时的习俗，像他这样的名医出诊，都是需要雇轿子来请的，而穷人往往连诊费药费都拿不起，更何况是雇佣轿夫出车。于是王旭高特地养了一匹白马，出诊时，近的步行去，路途较远的就骑着马去，因此在当时被世人尊称为“白马医生”。此外，王旭高出诊时总是先到贫苦人家，然后才去富贵人家。他说：“贫者藜藿之体，类多实病与重病，急而相求，宜早为治，否则贻误病机。富者养尊处优，类属轻症与虚症，调理者居多，略迟无妨，故不得不有缓急

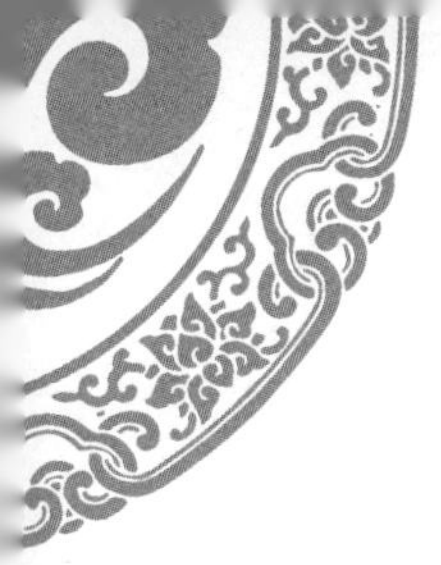

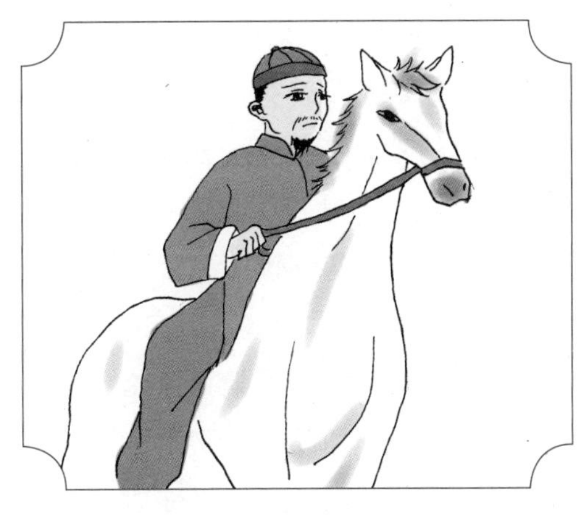

先后也。”意思是穷苦之人，生活艰苦，不到急切不能忍受的程度，一般不会轻易看病，所以来看病的穷人，一般都是急症重症，需要尽早诊治，不然就会耽误救治；而富贵之人，养尊处优，一般稍有不适就会调理诊治，得的也多为轻症和虚症，所以晚去诊治也没有大碍。医生就要根据这种情况进行先后缓急区分对待。

清代名医冯兆张在《冯氏锦囊秘录》中写道：“凡病家请看，当以病势缓急，为赴诊之先后。病势急者，先赴诊之；病势缓者，后赴诊之。勿以富贵贫贱，而诊视便有先后之分。”

元末明初的名医刘勉曾任太医，他曾说“富者我不贪其财，贫者我不厌其求”，把“不分贵贱，一视同仁”作为自己行医的信条。

明末著名医药学家万密斋，清初被康熙皇帝封为“医圣”。他不仅医术高超，医德也非常高尚。他认为：“医者，仁术也，博爱之心也，当以天地之心为心，视人之子犹己之子，勿以势利之心易之也。”万密斋和同乡胡元溪两家世有宿怨。胡元溪的儿子患咳嗽病屡治不愈，遍请医生治疗无效，且日渐严重，到了“咳百十声，痰血并来”的程度，不得已，只好拉下脸去请万密斋前来医治。经过

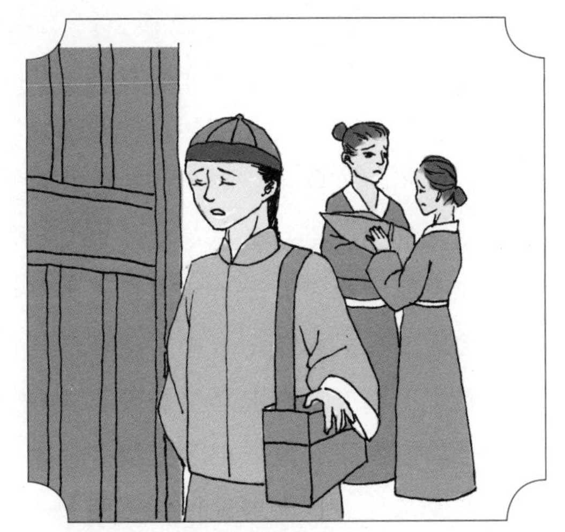

万密斋的诊治，小儿“咳减十分之七，口鼻之血止”，同时万密斋嘱咐曰，该病拖延日久，需要连服半月所开之药才能彻底治愈。但胡元溪却嫌好得太慢，怀疑万密斋不肯全力为其诊治，便改请他医。结果患儿咳嗽复发，病情加重。胡元溪再一次恳请万密斋出手救治，经过万密斋的再次治疗，不久患儿便彻底治愈。有人对万密斋不计前嫌的做法不理解，万密斋说：“予以活人为心，不记宿怨。”

“怨亲善友……普同一等，皆如至亲之想。”《大医精诚》指出，医生不能以私人的恩怨情仇来区分对待患者。无论贵贱亲疏，都应一心赴救。万密斋行医不记宿怨的故事也为人称道，他也真正树立了“怨亲善友，普同一等，皆如至亲之想”的医德风范。

十、上医能医国　医者家国情

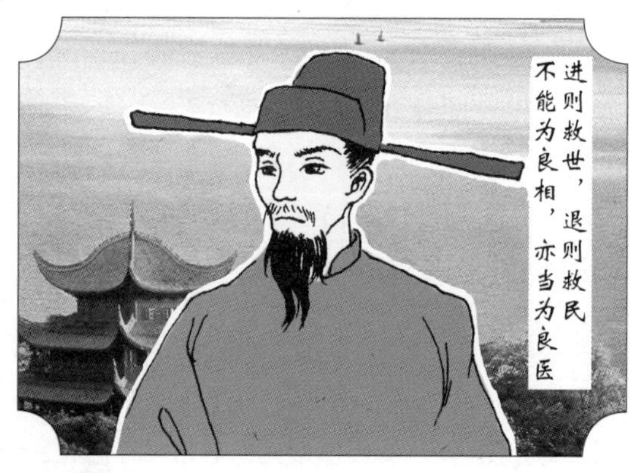

《国语·晋语》中说“上医医国，其次疾人”，这里的上医是指深谙治乱之道的宰相，可以辅佐国君治理天下，使百姓安居乐业。如不能做一个有助于治国安邦的宰相，退而求其次的话，则可以做好的医生，去医治患者。范仲淹在千古传诵的《岳阳楼记》中写道：“居庙堂之高则忧其民，处江湖之远则忧其君。”意思是在朝廷里做高官就应当心系百姓，处在僻远的民间也不能忘记关注国家安危。南宋吴曾在《文正公愿为良医》中记载，范文正公即范仲淹入仕做官前曾经说：“能及小大生民者，固惟相为然。既不可得

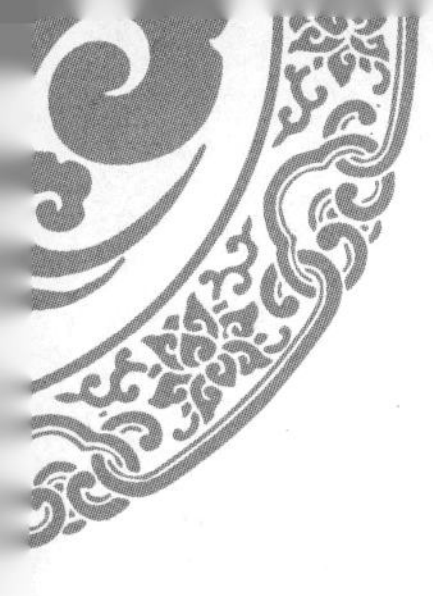

矣，夫能行救人利物之心者，莫如良医。”意思是，有才学的大丈夫，固然期望能辅佐治理国家，如果实现不了这个目标，那就不如做一名技艺高超的医生，身在民间而依旧能利泽黎民苍生。这种“进则救世，退则救民，不能为良相，亦当为良医”的思想正是那些有志之士的家国情怀。

《千金要方》中云：“古之善为医者，上医医国，中医医人，下医医病。”行医仁为首，悬壶济世，治病救人，救死扶伤；为官德在先，安民济世，救国救民。无论是为医还是为官，都要牢记自己的责任和使命，在危机时刻挺身而出，救百姓于水火之中。在我国古代，不乏亦医亦官，医人医国的典范，他们在中华历史上留下了浓重的印迹。

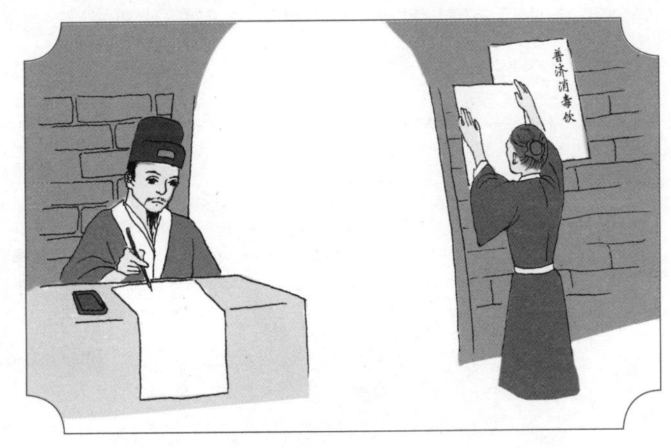

“金元四大家”之一的李杲曾因母亲病逝而苦学医论，后来在担任济源县监税官期间，恰逢大头瘟流行，民众闭户，“亲戚不相访问”，一众医生查遍医书，仍找不到与之对证的方药，只能根据自己的经验来诊治，造成很多人因“药不对症”而死亡。为官的李杲见状心急如焚，焦急不已，危急时刻他挺身而出，深入疫区掌握临床资料，“废寝食，循流讨源，察标求本”，潜心钻研《黄帝内经》《伤寒论》等医书，终于弄清大头瘟的病证缘由，并研制出著名的防瘟疫方——“普济消毒饮”。为了让更多百姓使用药方，他命人将药方张贴于各个街口，让老百姓们照方抓药，挽救了济源一带很多百姓的生命。李杲为官从政，疫情当前，挺身而出，责无旁贷，在百姓需要他的时候敢于担当，甘于奉献，将自己肩上的责任与使命诠释得淋漓尽致，令人钦佩不已。

医圣张仲景曾被举孝廉做了长沙太守，当时正处于战乱连年、瘟疫丛生的东汉末年，正如曹操的诗词《蒿里行》中所写的："白骨露于野，千里无鸡鸣。"正是因为生于这样的年代，张仲景立志要救民于水火之中，帮助人们摆脱疾病和重伤的困扰。在封建时代，做官的不能随便接近百姓，更不用说为他们除病祛疾了。于是张仲景便做出一个"敢为天下先"的决定，他在每月初一和十五两天，大开衙门，不问政事，让生病的百姓进来看病。从此，每逢农历初一和十五，长沙太守衙门前便聚集了来自各方求医看病的群众，甚至有些人带着行李远道而来。坐堂，本来是指官吏坐于厅堂出庭处理事务，因张仲景坐堂行医，从此便有了一个特殊的称谓——"坐堂医"。后来人们就把坐在药铺里给人看病的医生，通称为"坐堂医生"，以此来纪念张仲景。

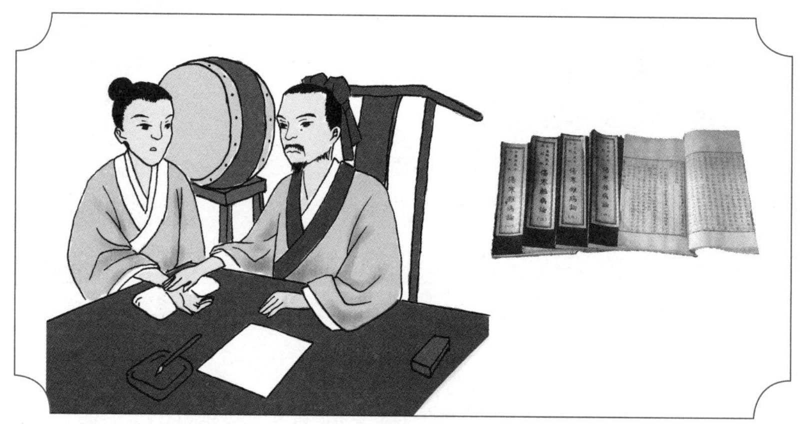

国家兴亡，匹夫有责。除了这些为官依然悬壶济世的代表，还有一些医术高明的医者，虽处江湖之远，却"位卑未敢忘忧国"，而且在治理国家方面也做出了突出贡献，造福了国家和百姓。

清代江南重固镇有"重固三何"之称的何元长、何书田、何鸿舫祖孙三代名医，其中何书田是何元长之子，何氏医家第二十四代传人，医术非常高超，世称"起疾如神，为嘉道间吴下名医之冠"。当时何书田曾多次

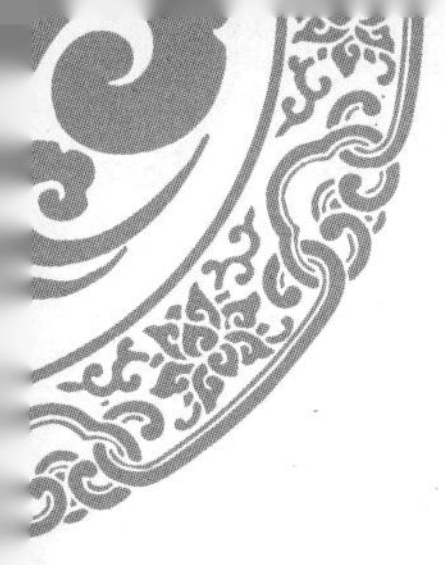

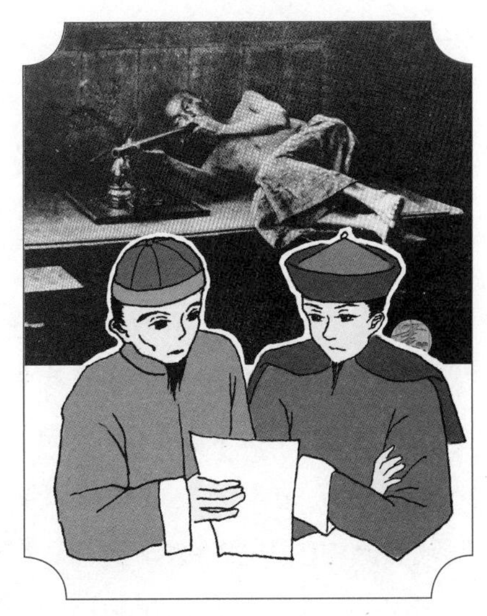

为林则徐及其家人治愈疾病，林则徐曾写“枯井活人真寿客，戟山编集志诗豪”称赞何书田。林则徐禁烟期间，烟民毒瘾深痼，加重了禁烟法令推行的难度，而何书田对烟毒也是深恶痛绝，但历代医籍中没有记载解鸦片烟毒之药，何书田根据烟毒患者的症状，“爰据医经，审求治理，考诸药性，参之古法，编辑成方”。他辑著了《救迷良方》一书，书中历数吸食鸦片之毒害，论述吸毒治疗原则及具体方法，辑录了治疗吸食鸦片中毒验方，其中包括著名的“林文忠戒烟丸”，俗称“林十八”，是以林则徐之名，由 18 味中药配成的去毒瘾药。许多吸毒者经服药后断绝烟瘾，逐渐恢复健康。林则徐评价他“谈史有怀经世略，检方常著活人书”。

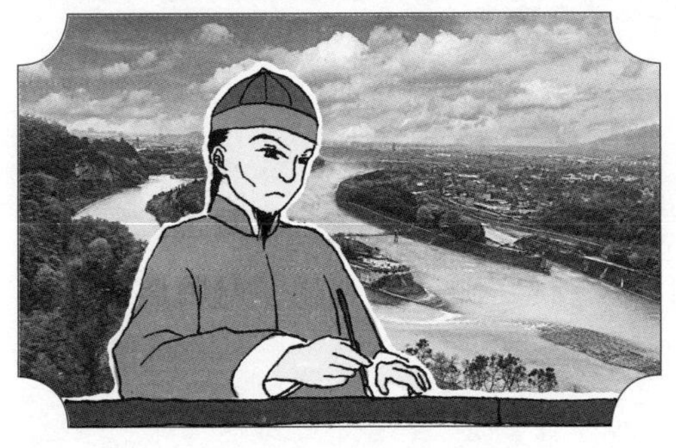

何书田厚学多才，博闻强识，林则徐任两江总督时，经常向他咨询国家时政问题。何书田曾花费 4 天时间，写出《东南利害策》一文，就水利问题向林则徐献计献策。因为何书田在松江、上海、苏州、杭州等地经常走水路出诊，对江南一带的水文、地址、气候、人文等非常熟稔，所以他提出的水利方面的见解和建议都很有参考价值，其中 9 条建议都被采纳。何书田可以称得上是医术高明，心系天下的大医，国之有医如此，是人民之幸事。

对国家水利工程建言献策的医家还有清代医家徐灵胎，他少年时就潜心学医，医术高超，他的患者著名诗人袁枚评价徐灵胎的医术“神施鬼设，斩

关夺隘，如周亚夫之军从天而下”。徐灵胎为人治病四处游历，途中留心各地地形水利工程，精通水利工程建设。雍正二年（1724年），徐灵胎听闻所在县府水利修建计划是傍塘岸深挖起土，并将挖出来的土填在堤岸。他立刻给县令上书：“误也。开太深，则费重，淤泥易积，傍岸泥崩，则塘易倒。”并建议远离堤岸在河的中央挖掘，便于大船航行，小船可以从两边走，堤岸也稳固安全。县令采纳徐灵胎的建议，果然“工省三成，塘以保全”。后来徐灵胎还专门编写了《吴中水利志》，为保一方百姓平安做出了贡献。

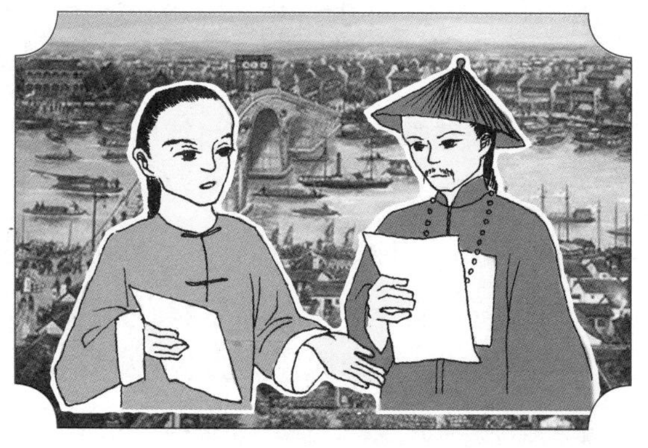

其实医学和水利，表面上看起来是完全无关的两个领域。但按照中国的哲学观和中医的整体观，天地山川和人的五脏血脉都是一个整体。习近平总书记就专门指出：“治好‘长江病’，要科学运用中医整体观，追根溯源、诊断病因、找准病根、分类施策、系统治疗。……做到‘治未病’，让母亲河永葆生机活力。”① 这一论断为治理母亲河提供了重要方法。“中医整体观”，强调“天人合一”，也就是人与自然的和谐共处。何书田和徐灵胎运用自己的知识积累，在自己的医学专业之外的水利工程方面贡献了自己的力量，

金末元初的针灸医家窦默，他自幼好学、博览群书，后经历战乱，依靠母族吴氏才勉强存活下来。后来，有一王姓老医生将女儿嫁与他为妻，并劝他从事医业，他这才踏入医道。窦默医德高尚，为人治病从不计报酬，不论贫富，皆一视同仁，元初忽必烈即位后，任命他为翰林侍讲学士，并

① 《为治好“长江病”，习近平开出“药方”》[EB/OL].（2019-09-03）[2021-04-20] http://www.qstheory.cn/2019-09/03/c_1124950359.htm.

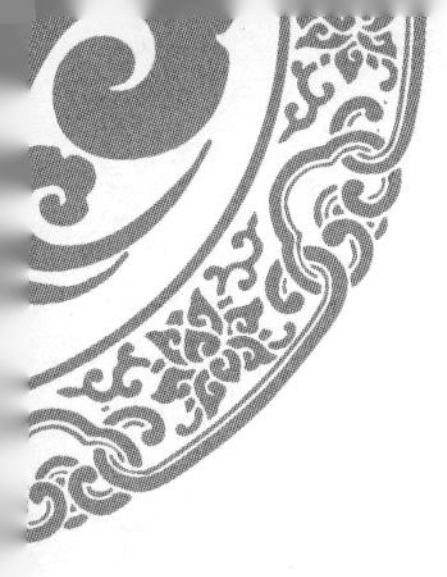

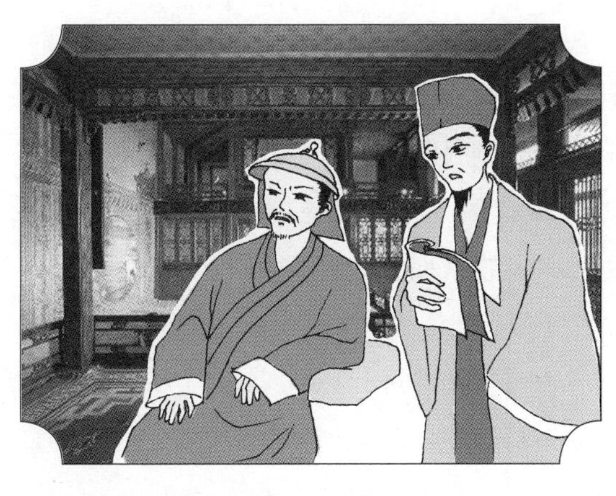

让皇子们跟从他学习。忽必烈还经常召见他向他请教兴教、行医等治国策略。窦默以个人努力，在那个改朝换代的历史时期，促进了蒙古的汉化进程，使汉族先进文化得以保全，并有所发展，促进了医疗、文化教育事业的发展，真正践行了“上医医国”的理念。

忽必烈还有一位医士谋士就是许国祯（1208~1283 年），据《元史 · 许国祯传》记载，许国祯出身医学世家，不仅精通医术，还博通经史，在忽必烈称帝之前，许国祯就为其执掌医药，曾多次治愈忽必烈及其母亲的疾病。许国祯既精于医药，又忠正敢谏，深得忽必烈信任。曾经忽必烈要治罪一位失手的针灸师，许国祯进谏“罪固当死，然原其情乃恐怖失次所致。即诛之，后谁敢复进？”意思是这个医生本应治其死罪，但其因心怀恐惧而失手，若治罪，今后谁还敢来宫中治病。许国祯还曾以“良药苦口既知之矣，忠言逆耳愿留意焉”提醒忽必烈要接受忠言箴谏，忽必烈称赞他：“国祯之言，可作谏官”。后来忽必烈即位后授许国祯集贤大学士，进光禄大夫。许国祯上疏的“慎财赋，禁服色，明法律，严武备，设谏官，均卫兵，建学校，立朝仪”等治国方略，都被采纳施行。

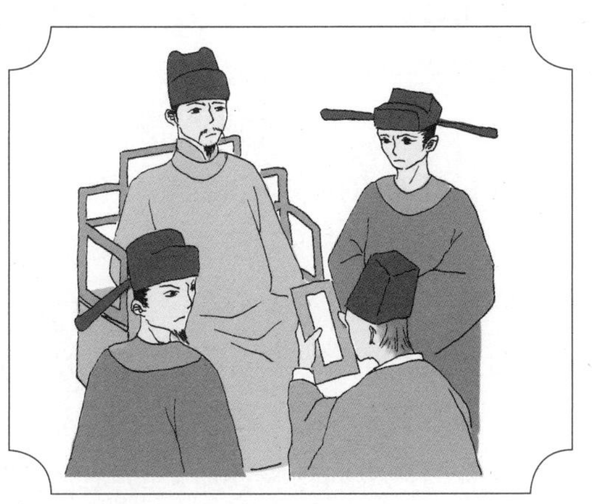

明朝医家王肯堂自幼博览群书，因母亲重病而研习医学，治好了很多濒危重症，但他的

父亲不让他继续学习医学，而让他努力考取功名，王肯堂后来于 40 岁时考中进士，官授翰林检讨，参与国史编修。当时倭寇侵犯沿海一带，王肯堂向皇帝奏呈 10 条建议，并毛遂自荐，愿以御史身份赴海上练兵，扬国家军威，震慑击退敌寇，但他的提议却遭到一些同僚的攻击和皇帝的斥责。万历二十一年（1593 年），他愤然称病辞官回乡以行医著书为业。

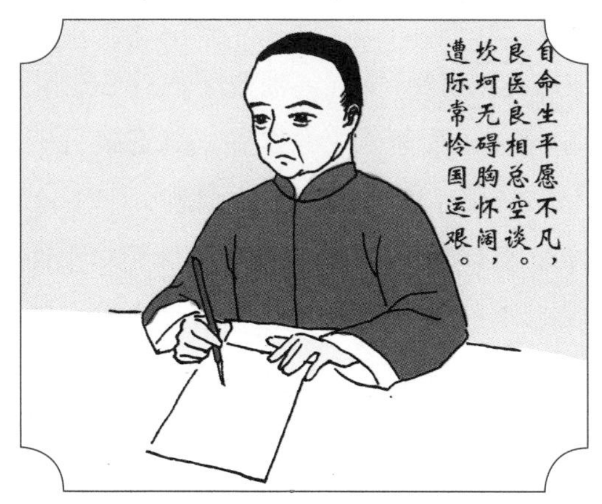

倡导中西医结合的张锡纯志存高远，以“志诚”为信条，书屋名“志诚堂”，他说：“人生有大愿力而后有大建树……学医者为身家温饱计则愿力小，为济世活人计则愿力大。”意思是，作为一名医生要有济世救人和心怀天下的抱负和志向，才能取得杰出的成就。他虽终生未步入仕途，但忧国忧民的“先天下之忧而忧”的境界却始终存在。他曾于 1924 年赋诗一首，字里行间流露出深深的未能医国的遗憾之情：

自命生平愿不凡，良医良相总空谈。坎坷无碍胸怀阔，遭际常怜国运艰。

忧世心从灰后热，活人理向静中参。轩岐奥理存灵素，化作甘露洒大千。

其实张锡纯为祖国医学做出的卓越贡献是举世皆知的。1954 年石家庄市暴发流行性乙型脑炎疫情，死亡率很高。当时中医界推广运用张锡纯重用石膏的经验治疗，获得良好的效果，卫生部门后来将这一治疗经验向全国推广。张锡纯留下的宝贵医学财富至今也造福着国家和人民，这也许是他的家国情怀得以抒发的最好方式了吧。

这些古今医家与国家荣辱与共的家国情怀，蕴藏着对民族兴衰的担当和对人民疾苦的牵挂。为医者不仅要有对医术认真钻研的严谨态度，更要有与时代与国家同呼吸共命运的高尚情怀。

第三篇

中医药传承的历史使命

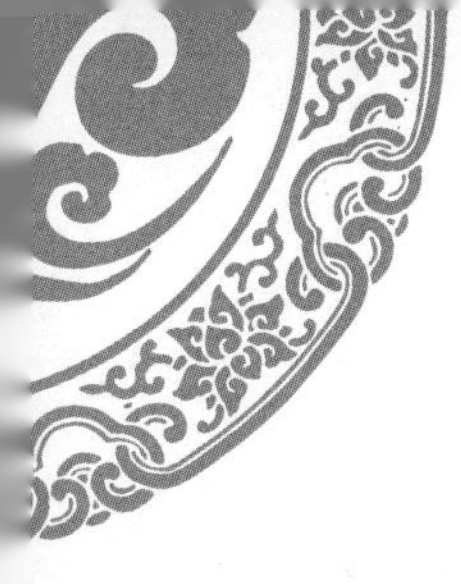

一、中医药——世界医学的奇迹

中华民族是一个有着五千年文明史的伟大民族，我们的祖先用自己的勤劳和智慧创造了光辉灿烂的文化，为世界文明的发展做出了卓越贡献，为人类的智慧宝库留下了极其珍贵的财富，中医药学就是这些文明财富中一颗璀璨的明珠。

毛主席曾说："中国对世界有三大贡献，排在第一位的便是中医学。"①习近平总书记指出："中医药学凝聚着深邃的哲学智慧和中华民族几千年的健康养生理念及其实践经验，是中国古代科学的瑰宝，也是打开中华文明宝库的钥匙。"② 2018 年 10 月 1 日，世界卫生组织将中医纳入具有全球影响力的医学纲要。③

首先，我们来看一下中医学的四大经典著作。《黄帝内经》（简称《内经》），成书于战国至秦汉时期，是人们从自然、社会和人体三方面总结的对宇宙世界万物万象的认知和智慧，被后世奉为"经典医籍"。该书分为《素问》和《灵枢》两部分。《黄帝内经》还是一部博大精深的文化巨著，包含着政治、天文、地理等多个学科的丰富知识，是一部围绕生命问题而展开的百科全书。

《难经》相传是医宗扁鹊的著作，中医的脉诊就是《难经》提出的，特别是"独取寸口"的脉诊法（通过单独触按感知腕部内侧一段动脉的搏动，

① 游和平：《毛泽东的中医情结：称其为中国对世界贡献之首》［EB/OL］，（2009-07-16）［2021-4-20］http：//cpc.people.com.cn/GB/64162/64172/85037/85038/6814218.html.

② 习近平：《中医孔子学院将有助于澳民众了解中国文化》［EB/OL］，（2010-06-20）［2021-4-20］http：//www.gov.cn/ldhd/2010-06/20/content_1631961.htm.

③《中医将首次纳入 WHO 全球医学纲要！东方红圈"拔火罐"圈粉无数》［EB/OL］，（2018-09-30）［2021-4-20］http：//world.chinadaily.com.cn/wykzg/2018-09/30/content_37010959.htm.

来推测人体生理、病理状况的一种诊察方法），对后世有较大影响。《难经》补充了《黄帝内经》的某些不足，与《黄帝内经》一起构建了中医理论框架。

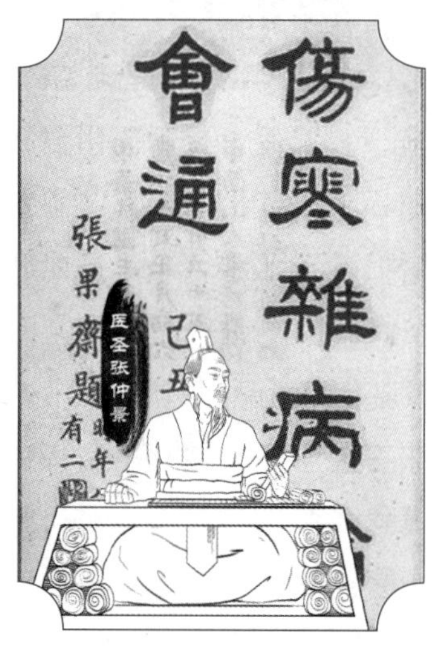

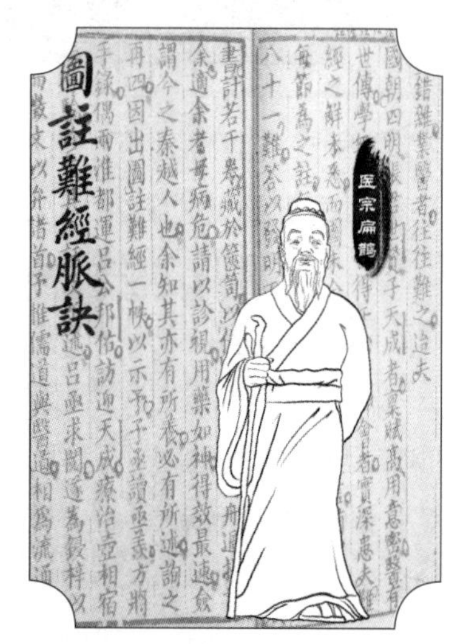

《伤寒杂病论》是东汉杰出医家张仲景的著作，确立了“辨证论治”的理论体系，书中载方 314 首，俗称为“经方”，至今仍被广泛地应用于临床各科疾病的治疗，被誉为“方书之祖”，自古有“半部伤寒治天下”之说。这部著作还创造了三个世界第一，即第一次记载了人工呼吸，第一次记载了药物灌肠法，第一次记载了胆道蛔虫治法。此外，这部著作在药物剂型、用药方法、护理预防等方面也有独到见解，对后世影响颇深。张仲景也被历代医家尊崇为“医圣”。

《神农本草经》是秦汉时期对中医药的第一次系统总结，是我国现存最早的药物学专著。书中记载了 365 种药物，根据药物的作用分上、中、下三品，是中医药物学理论发展的源头。

中医药在“神农氏尝百草，一日而遇七十毒”的医学实践探索精神的指导下，在数千年的发展历程中，孕育了浩如烟海的医学著作典籍，也创造了数不胜数的辉煌成就和世界之最。就拿最古老的按摩治疗法来说，司

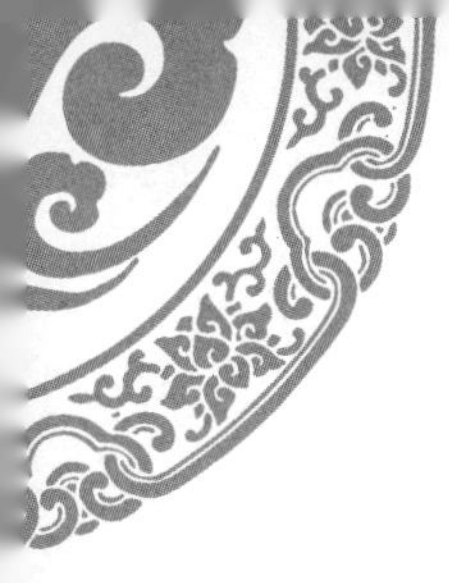

马迁在《史记·扁鹊仓公列传》中记载了在上古时代，黄帝（轩辕氏）的大医俞跗就已掌握了按摩治病方法。1974年初，在湖南长沙马王堆三号汉墓中出土的《五十二病方》中就专门有对按摩方的记载。而法国是世界医学史上记载按摩疗法最早的国家，却要比我们普遍应用按摩疗法的战国时期晚二三百年。

战国末年齐国卢人（今济南市长清区）扁鹊，是我国载入正史的第一位大医学家，他是一位能兼治各科疾病的多面手，还能根据各地的需要，随俗为变地开展医疗活动。扁鹊还奠定了祖国传统医学"望闻问切"四诊的基础，成语"讳疾忌医"就来源于扁鹊通过用眼观察即能诊断蔡桓公患病的故事，他被后世奉为医宗。

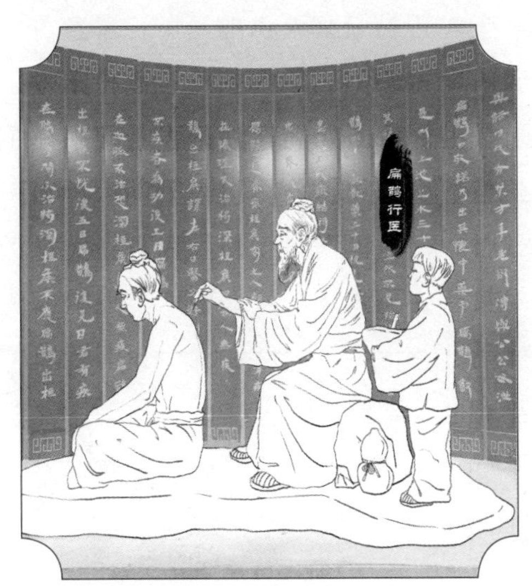

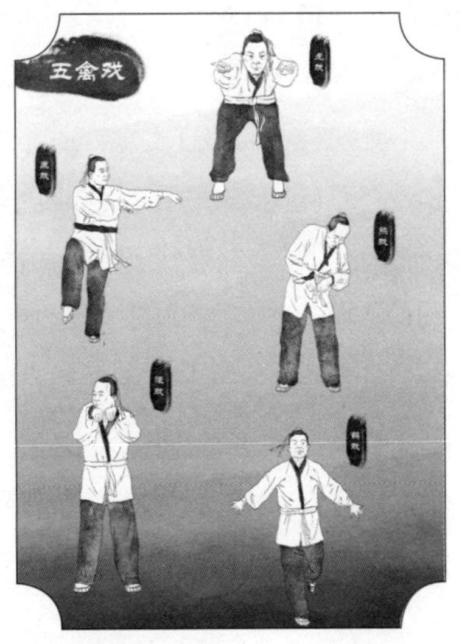

东汉末年的医学巨匠华佗，一直被视为优秀医生的象征，我们通常尊称医术高明的医生为"华佗在世"。华佗应用"麻沸散"作为全身麻醉剂进行的剖腹手术，是世界上有文献记载的最早开展的麻醉术和外科手术，比西医发明手术麻醉药早了1600多年。华佗也因此被称为"外科鼻祖"。此外华佗的另一个重大贡献，是创造了"五禽戏"，即通过模仿"虎鹿熊猿鸟"

的动作来祛病强身的一种健身方法，开辟了医疗事业的新领域，为人类的健康做出了巨大贡献。

西晋皇甫谧编撰的《针灸甲乙经》对针灸学的发展起了承前启后的巨大作用，该书流传至日本、朝鲜，对两国的针灸医学与教育产生了深远影响，皇甫谧也被誉为“针灸鼻祖”。

两晋南北朝葛洪所著的《肘后备急方》中记述的各种急慢性病的治疗，创造了多个世界首例。书中有世界上最早有关天花、恙虫病、结核病等的记载；还介绍了用海藻治疗甲状腺肿大，这是世界上用含碘食物治疗甲状腺疾病的最早记载；记载了被疯狗咬过后，用疯狗的脑子涂在伤口上预防狂犬病的方法，开创了用免疫法治疗狂犬病的世界先例。更值得一提的是，因成功提取青蒿素获得诺贝尔奖的屠呦呦正是受到葛洪的《肘后备急方》中关于青蒿“绞取汁”的启发，而获得低温提取青蒿素的灵感。

隋朝建立了专门负责医学教育工作的“太医署”，这是世界文明史上最早记载的官办医学教育。隋朝由朝廷下诏，巢元方主持编纂的中国第一部病因症候学专著《诸病源候论》，对内、外、妇、儿各科，共计 67 大类病的病因、症候等作了阐述，其对某些寄生虫病、皮肤病、传染病病因的认识，现在看来仍具有非常高的科学水平。此外，该书记载的“肠吻合术”“腹部大网膜切除术”等外科手术的方法程序，达到了当时公元 7 世纪人类外科医学的最高峰。

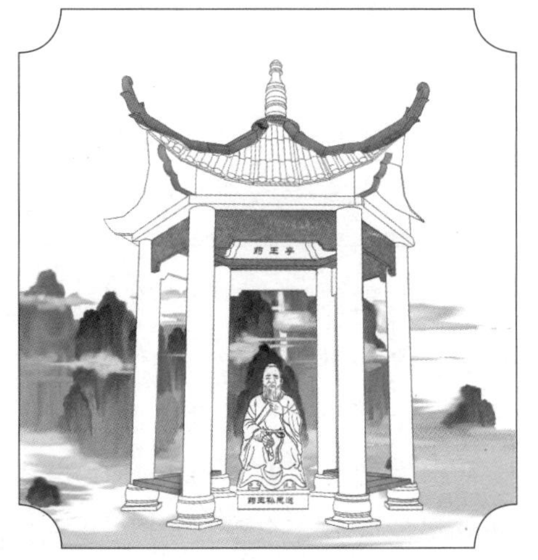

唐代医家孙思邈集毕生之精力，著成《备急千金要方》，是中国历史上第一部临床医学百科全书，被国外学者推崇为“人类之至宝”。孙思邈认为“人命至重，有贵千金”，故将

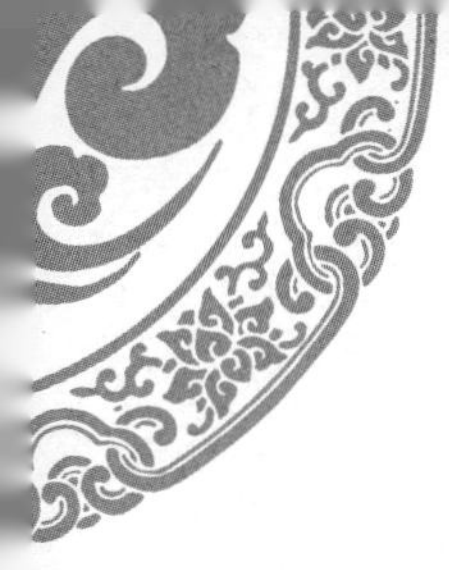

他自己的著作冠以“千金”二字。书中对临床各科、针灸、食疗、预防、养生等均有论述，其中对小便不通，苦不堪言的患者采用细葱管插入尿道治疗，是世界上最早的导尿术记载，比西方利用橡皮管导尿早1200多年。孙思邈还提出“大医精诚”的行医准则，这是中华民族高尚的道德情操和卓越的文明智慧在中医药中的集中体现，是中国传统文化的核心价值理念，孙思邈亦是第一个完整论述医德的医学家。

宋代是中医药发展的鼎盛时期。政府对中医教育比较重视，专设“太医局”作为培养中医人才的最高机构。宋朝针灸医官王惟一主持设计铸造了两具针灸铜人，铜人标有354个穴位名称，所有穴位都凿穿小孔，表面涂蜡后可以用于考察穴位定位能力，针灸铜人的设计和铸造具有里程碑式的意义，标志着针灸教学方法的巨大变革，后来明清各代都有仿制的铜人，成了学习针灸不可缺少的教具。此外，针灸铜人体内还有木雕的五脏六腑和骨骼，因此不仅可用于针灸学，还可用于解剖教学，这比西方的解剖模具造型早了近800年，是中国医学教育发展史上的一大创举。

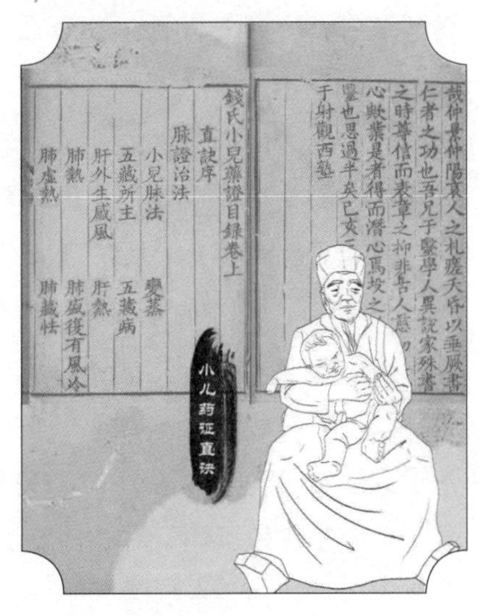

宋代的医家钱乙被称为“幼科鼻祖”，编写的《小儿药证直诀》是目前世界上现存最早的儿科专著，领先西方350余年。古人云：“宁诊十男子，不诊一妇人；宁诊十妇人，不诊一小儿。”小儿科在古代称为“哑科”，因为幼儿不能准确表述病情，且多易哭闹不能配合从而增加诊疗的难度。但正是在这一领域，钱乙写下了重要的一页，时至今日，《小儿药证直诀》等仍对临床儿科学有很大的价值。钱乙提出的“若要小儿安，常带三分饥和寒”也是当今社会值得重视的儿童喂养思想。

后来，南宋刘昉等编著《幼幼新书》是继《小儿药证直诀》之后的又一本儿科巨著，汇集了宋以前的儿科学术成就，是当时世界上最完备的儿科学著作。

南宋的法医学家宋慈在晚年总结了自己一生的办案经验，并吸收前人和民间的法医知识，写成世界上第一部完整的法医学专著——《洗冤集录》，在法医学史上留下了浓墨重彩的一笔。《洗冤集录》比欧洲最早的法医学著作早350多年，先后被译成20多种文字在世界范围内传播。在法医学高度发展的今天，《洗冤集录》仍被视为法医学经典，其诸多理论依旧被广泛应用。

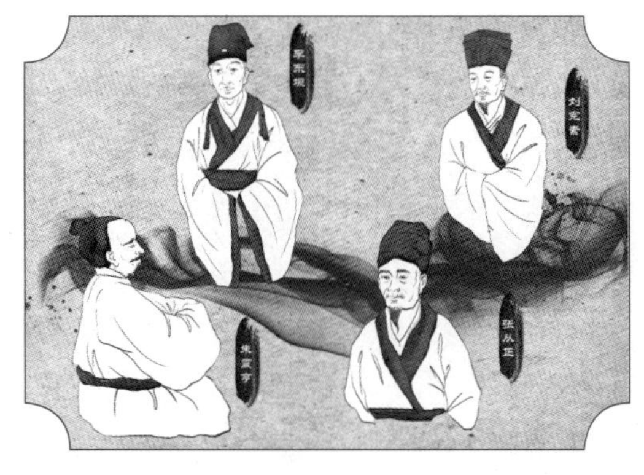

与京剧、武术各自包含了不同的流派一样，中医也有很多流派。宋金元时期，战乱不断，人民生活贫苦，疾病流行，医家结合各自的临床经验，自成一说，逐渐形成了不同的流派。“金元四大家”就是这个时期形成的具有较大影响力的四个医学流派，即刘完素的火热派、张从正的攻邪派、李东垣的脾胃派和朱震亨的滋阴派。刘完素认为疾病多因火热所致，治疗上多采用寒凉药物，故被称为“火热派”，他是金元医学界最早敢于创新并影响重大的一位医家，打开了金元时期医学争鸣的大门。张子和认为“治病应着重驱邪，邪去则正安”，因此推崇“发汗、涌吐、泄下”的治疗方法，故被称为“攻邪派”。此外，张子和还十分重视社会环境和精神因素等的致病作用，善于应用“心理疗法”来治疗各种疾病，对心理疗法有重大贡献。“脾胃派”的李杲认为“内伤脾胃，百病由生”，善于通过补益脾胃来治疗疾病，他撰写的《脾胃论》等著作，丰富充实了中医的辨证论治体系，标志着金元医学争鸣高潮的到

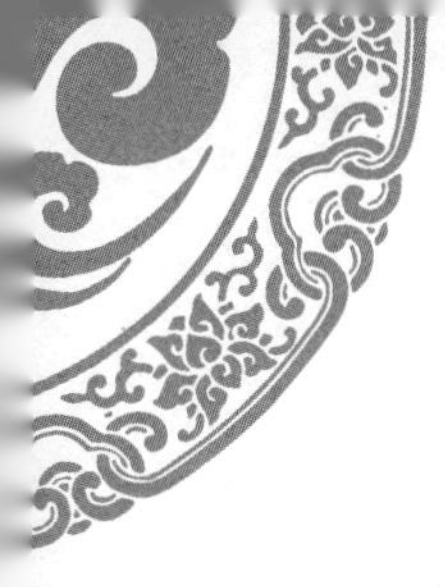

来。朱丹溪认为人体的阳气多为有余，而阴液总是不足，因此治疗上多用滋补之法，世称“滋阴派”。朱丹溪是金元四大家中著作最多的一位医家，影响也非常深远，被誉为“集医之大成者”，日本于15世纪曾成立过“丹溪学社”，专门研究他的学说，他被日本后世尊为“医圣”。金元四大家的学说标志着中医发展的一个新阶段，而且对后来的中医发展产生了深刻的影响。

明代医家李时珍历时27年之久写成的《本草纲目》不仅为我国药物学的发展做出了重大贡献，而且对世界医药学、植物学、动物学、矿物学、化学的发展都产生了深远影响。这部巨著集中国药学之大成，先后被翻译成日、法、英、德、俄等多国文字，传遍五大洲，李时珍也被誉为“东方达尔文”。

明清时期，瘟疫流行猖獗，尤以江浙一带为著，往往一人患病全家传染，客观上促使江浙诸医家对温热病进行深入研究，并由此逐渐形成一个学派，即以叶天士、薛雪、吴鞠通、王孟英为杰出代表的温病学派，俗称“温病四大家”。叶天士是一位对儿科、妇科、内科、外科、五官科无所不精、贡献很大的医学大家，他经常不顾个人安危，深入疫区施诊送药，并根据翔实的救治资料，写出了经典之作《温热论》；薛雪与叶天士同代齐名，所著《湿热条辨》对温病学的发展也做出了重要的贡献；吴鞠通在整理前代医家学说和经验的基础上，创立了三焦辨证纲领，成为温病创新理论之一，他的代表作《温病条辨》促使温病学说形成一个完整的体系；王孟英对温病学说的发展做出了承前启后的贡献，尤其对霍乱的辨证和治疗有独到的见解，并提出了饮水、环境卫生等瘟疫预防的观点。清朝时期，中医对于瘟疫的防治已近大成，拥有了比较完善的预防和治疗体系，这是历代医家同凶猛的传染病斗争而得来的中医学宝库中的瑰宝之一。

明清时期，天花、麻疹等传染病流行，而我国宋代便有将天花患者痂皮研成细末，用竹管吹入健康儿童的鼻孔以使其对天花产生免疫的预防方

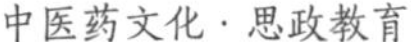

法，后至明朝被改进为“人痘接种法”，大大降低了天花的发病率，“人痘接种法”后来流传到俄罗斯、朝鲜、日本及欧非国家，成为世界免疫学发展的先驱。200 多年后，英国人琴纳就是在我国种痘法的基础上发明了天花牛痘疫苗。

清代还有一位具有革新精神的医家王清任，被西方医学界称为中国近代解剖学家，他曾为勘正古书中记述脏腑存在的谬误，到乱坟岗观察 300 余具小儿尸体，还多次亲临刑场，察看刑余尸体。经过 42 年的不懈努力，把所了解的人体内脏绘成脏腑图 42 件，连同其他医论，著成《医林改错》。英国人曾把该书的一部分内容译成英文，刊登于 1893 年和 1894 年的《博医会报》上。

此外，中医在眼科、五官科、骨伤科、性病科等方面均有颇多著作和建树，如在唐代就有世界上假眼装置术的最早记载。明朝从国外自广东传入中国的梅毒病泛滥，医家陈司成在其所撰写的梅毒专书《霉疮秘录》中提出了用丹砂、雄黄等含砷的药物治疗，这是世界医学史上最早应用砷剂治疗梅毒的记录。此外，中医在药物学方面的成就更是不胜枚举，如唐代《新修本草》是世界上最早的一部由国家颁布的药典，比国外最早的《牛伦药典》早了 887 年，而南北朝时期的《雷公炮炙论》则是世界上第一部制药学专著。

历数这些医学史上的珍宝，我们由衷地感叹，中医学这个我们中华民族伟大智慧的科学结晶，她是怎样在五千年的医学实践中，客观地认识健康与疾病的规律，科学地掌握修复人体机能的规律，从而缔造了世界古代多元医学中唯一发展壮大至今，并一直有目共睹地捍卫着人类健康的伟大奇迹，为中华民族的繁荣昌盛做出了卓越的贡献。中医学以其显著的疗效、独特的诊疗方法、系统的理论体系屹立于世界医学之林，成为人类医学宝库的共同财富。中医药学历数千年而不衰，显示了自身强大的生命力，这在世界医学中是独一无二的。

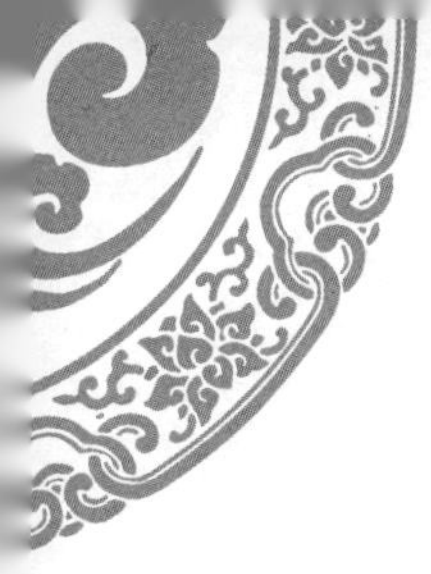

二、中国古代对传染病的认识及防控措施

我国有 14 亿人口，但新冠肺炎病毒感染率、死亡率远远低于世界平均水平和发达国家水平，这主要归功于党和政府制定部署的各项防疫政策措施，尤其与新冠肺炎诊疗中高度重视中西医结合并重的防治策略是分不开的。中国历史上经历过很多次重大疫情，据《中国疫病史鉴》中的统计，从西汉到清朝末年，中国发生了 300 余次严重的瘟疫，东汉张仲景于《伤寒杂病论》自序中言："建安纪年以来，犹未十稔，其死亡者，三分有二，伤寒十居其七。"说的就是瘟疫期间民众被瘟疫肆虐的景象。明清时期，战乱不断，瘟疫肆行，更涌现出叶天士等温病学家。我国劳动人民在与瘟疫的斗争中摸索总结出来的瘟疫措施仍然值得我们借鉴探索，尤其是中医中药在抗击瘟疫中的价值非常值得挖掘。

对传染病的认识

早在中国最早的文字甲骨文里，就已经有了"虫""蛊""疠"等的记载，如《周礼·疾医》中言："四时皆有疠疾。"《左传·哀公六年》曰："天有菑疠。"这应当是中国最早的有关瘟疫的文字记载。《素问·六元正纪大论》中亦有"疠大至，民善暴死"的论述。除了"疠"以外，在古代也多用"瘟疫"来指代突然暴发并迅速流行的急性传染病，特别是不知名的传染性疾病。《素问·刺法论》中描述："五疫之至，皆相染易，无问大小，病状相似。"这种命名为"疫"的疾病，其致病特点为无论年纪大小都容易感染，且症状表现上非常相似，因此非常符合传染病的特点。古代对于预防传染病也有非常先进的认识，如"不相染者，正气存内，邪不可干，避其毒气"。"避其毒气"就是指切断疾病的传染源，避免与相应病毒细菌以及传染病患者接触，以防止传染病的扩散；"正气存内，邪不可干"就是提高人体

自身的免疫力，提高人体防御外邪的能力，使外邪不能侵入人体，由此也可以防止传染病的发生。这些无不说明中国古代对传染病的易传染性、易流行性具有明确的认识，并说明了切断传播途径的重要性。

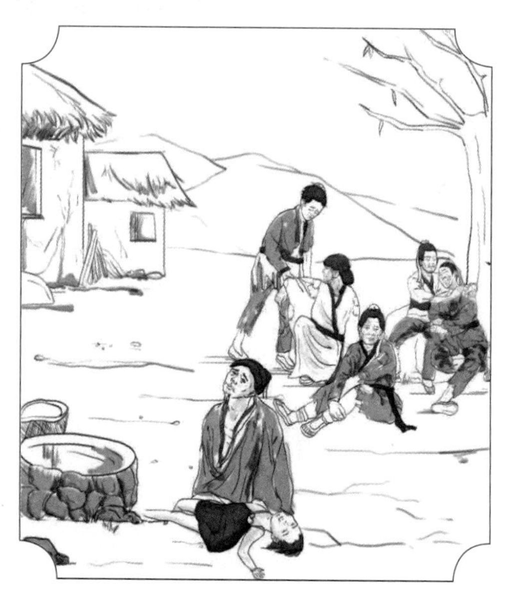

曹植《说疫气》曾记录“建安二十二年（公元 217 年），疠气流行，家家有僵尸之痛，室室有号泣之哀，或阖门而殪，或覆族而丧”的传染病流行时的惨状，并且明确指出“疠气流行”并非“鬼神所作”，而是“阴阳失位，寒暑错时”所致，表明中国古代对于传染病的病因有正确且科学的认知。在晋代，葛洪的《肘后备急方》言：“其年岁中有疠气，兼挟鬼毒相注，名为温病。”这首次明确提出“疠气”是传染病的病因，这是中国古代在传染病上的一个新的认识。之后明代医学家吴又可又对瘟疫的病因进行了深入的挖掘阐释。其提出“夫温疫之为病，非风非寒，非暑非湿，乃天地间别有一种异气所感”。这种异气就是“戾气”，在现代细菌病毒的发现之前，“戾气学说”是非常先进的。他亦提出“牛病而羊不病，鸡病而鸭不病，人病而禽兽不病，究其所伤不同，因其气各异”。这就说明吴又可已经发现了鸡瘟等禽兽类的瘟疫和人之间发生的传染病的病因也就是“戾气”有所不同，这为后世传染病学的发展打下了良好基础。

切断传播途径

我国古代人民在面对传染病时具有科学的避免接触潜在发病人群及患病人群的意识。《晋书王彪之传》中描述：“永和末（公元 356 年）多疾

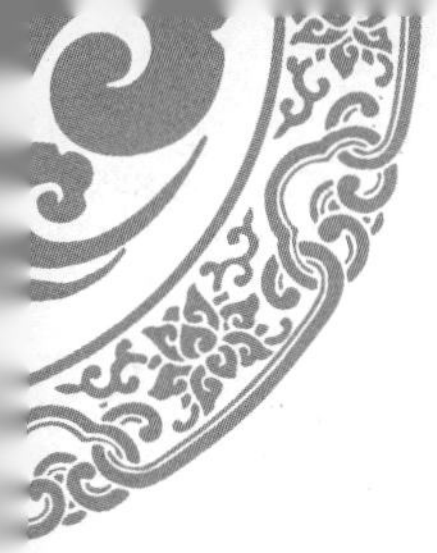

疫，朝臣家有时疫染易三人以上者，身虽无疾，百日不得入宫。”说明当时已经意识到，有时疫接触史，即使是“身虽无疾”，也属于潜在发病人群，必须要对其采取隔离措施。此外，宋代《猗觉察杂记》中写道：“江南病疫之家，往往至亲皆绝迹，不敢问候，恐相染也。”明代《夷俗记》中记录：“凡患痘疮，无论父母兄弟妻子，俱一切避匿不相见。”清代《瘟疫传症全书》中写道：“当合境延门，时气大发，瘟疫盛行，递相传染之际，毋近病人床榻，染具秽污；毋凭死者尸棺，触其臭恶；毋食病家时菜，毋拾死人衣物。”这些都表明我国古代已经有了传染病隔离意识，意识到切断传播途径的重要性。防止瘟疫传播的“隔离”意识非常明确和严格，面对传染病时，隔离意识不分亲疏，即便至亲之间，也不能接触。

单独隔离治疗

《云梦秦简》中记载，秦朝曾设置“疠迁所”对具有传染性的麻风患者进行强制收容；《汉书》中记载“民疾疫者，空舍邸第，为置医药”，说明汉代就建立临时公立医院来隔离治疗罹患瘟疫的人；萧齐时更是设立了专门的传染病患者隔离机构——六疾馆，以隔离收治患病之人；唐代很多寺院腾出空室作为“悲田养病坊”，宋朝则有“安济坊”“安乐病坊”等。这些举措可以说是现代方舱医院的雏形。

宣传防疫知识

古代瘟疫流行时，很多地方政府都非常注重宣传防疫知识。如唐朝遇有疫情，朝廷会责令太医院把瘟疫有关知识和药方刻录在石板上，并放置于乡村、街坊和路口处，广而告之，让百姓做好预防和应对准备。清代疫病发生后，官府向

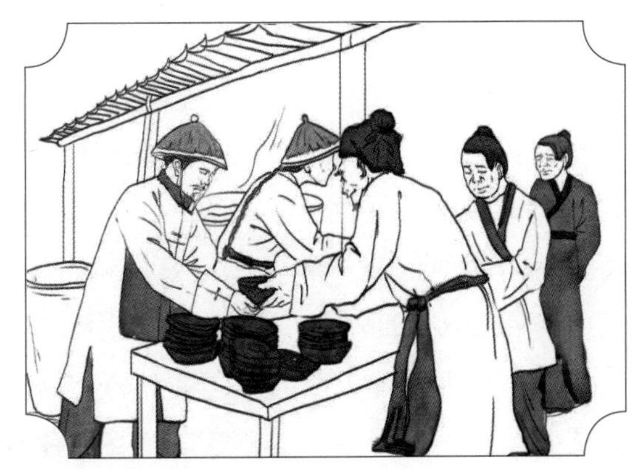

民众发送防疫手册，还会在多处“煮药如池”分施路人。又如光绪十八年（1892 年），台北地区霍乱流行，医家黄玉阶在救治疫民的同时，还印发千册《霍乱吊脚痧》分发给民众，以提升民众对霍乱的认识。其后，台湾鼠疫、斑疹流行，黄氏呈请官府编撰《黑死病疙瘩瘟治法新编》，印刷数千册传阅全台各地，为阻遏疫情起到重要作用。

检测检疫

清代《俞癸巳存稿》中就有关于检测检疫的相关记载。如：清初设立“查痘章京”一职来防止天花的传播，避免危及皇室，一旦查出患有天花，即令患者迁到距京四五十里以外。同时又有“其出洋贸易回国家，官阅其人有痘发，则俟平复而后使之入”的相关记载，具体措施为对外来的海船实行海关检疫，以防止痘疮等病传入国内。这些都是中国早期的检疫制度。

通风及消毒意识

中国在很早就认识到了抑制空气中致病邪气传播对防治传染病的重要性。虽然当时还没有对病毒、细菌的认识，但却能确定“疫气”是通过口鼻传播的，古人还发现不少植物的“香气”对于“恶气”“秽气”有着明显的“隔离”作用。因此，在瘟疫流行时，古时会采取药物祛邪辟秽的方法来预防瘟疫的流行和感染。如《周礼》中就有记载烧烟防疫的方法：“司爟掌行火之政令，四时变国火，以救时疫。”秦代出土竹简中记载，秦国规定瘟疫流行期间，凡外来入城的车辆，其乘车及马具都需要经过火燎烟熏以消毒防疫。

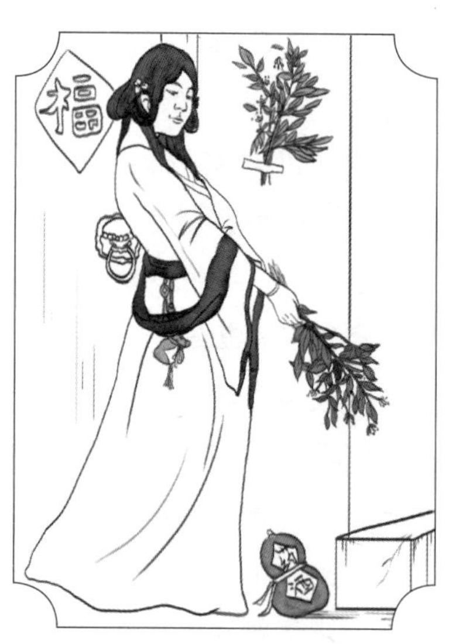

汉代华佗曾用丁香、百部和白芷等药物制成熏香，悬挂在居室内来预防肺结核病。《齐民要术》中记载“五月芒种节后，阳气始亏，阴慝将萌，暖

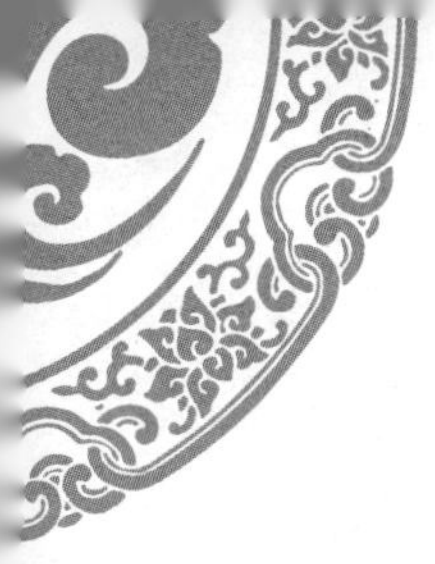

气始盛，虫蠹并兴”，即芒种后，气候潮湿易滋生毒虫瘟疫，以香草沐浴、饮菖蒲雄黄酒、佩戴香囊、熏焚艾草、菖蒲、苍术等成为端午节驱邪避疫的传统风俗，并流传至今。唐代孙思邈《千金药方》、宋代《太平圣惠方》等诸多典籍中均记载有熏焚与佩戴的香方，用于避瘟除疫、预防四时感冒、祛邪消毒、净化环境。明代李时珍指出“今病疫及岁旦，人家往往烧苍术以辟邪气。”《验方新编》以“苍术末、红枣，共捣为丸如弹子大，时时烧之，可免时疫不染”。《太医院秘藏膏丹丸散方剂》的避瘟丹，“烧之能令瘟疫不染，空房内烧之可避秽气”。温病四大家王孟英对居所环境通气及清洁卫生十分重视，提出“当此流离播越之时，卜居最直审慎，住房不论大小，必要开爽通气，扫除洁净”，即在流行病期间，要注意居处通风，保持空气流通，这也是现代传染病流行期间倡导的科学防疫措施。

生活起居卫生及消毒

古人还认识到，饮食卫生和个人卫生不良会容易感染瘟疫。秦汉时期的《汉律》规定“吏五日得以下沐，善休息以洗沐也”。此外，还有用藿香、佩兰等草药洗浴，可以预防疾病，保持健康的记载。明代龚廷贤在《寿世保元》中记录：“天行瘟疫传染，凡患瘟疫之家，将出病患衣服于甑上蒸过，则一家不染。”说明当时对患者用过的所有器物，都采用了高温蒸煮的方法进行清洁消毒。

饮食卫生方面，古人强调，鼠类沾染过的食物可以传播疾病，如：“鼠涉饭中，捐而不食。”《吕氏春秋》提出：饮水必须“九沸九度”。后魏《齐民要术》中就记载了用吴茱萸叶对井水消毒以实现饮用水卫生的情况。《本草纲目》专门有一个水部，其中说：“凡井水有远从地脉来者为上，有从近处江湖渗来者次之，其城市近沟渠污水杂入者成碱，用须煮滚。”清代王孟英指出：“食井中每交夏令宜入白矾、雄黄之整块者，解水毒而辟蛇虺也。水缸内宜浸石菖蒲根、降香。”这些都表明当时人们对卫生防疫已经有了用水消毒的认识。清代陈士铎认为“贯众，实化毒之仙丹。毒未至

而可预防，毒已至而可以善解，毒已成而可以速祛”，指出：“饮水消毒，可用贯众一枚浸入水缸之内，加入白矾少许。”《本草经疏》谓贯众“疫气发时，以此药置水中，令人饮此水则不传染”。

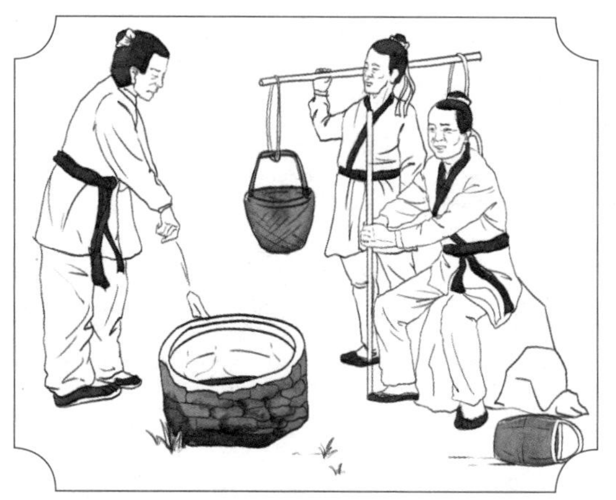

此外，中国自古就非常注意环境清洁，秦朝有刑罚规定不可随便放置垃圾，“弃灰于道”即随意乱扔垃圾，会被处以罚款或鞭刑。古人也讲究焚香沐浴，衣冠不整面容不洁者同样有处罚。而且在秦朝，市内就已设有陶制下水管道，供排泄污水使用，这在当时世界范围内都是极为先进的。

中医药防疫治疗方法

中国几千年来与疫病的斗争史就是中医药的发展史，其独特的防治理论及简便验廉的治疗方法，值得深入挖掘与推广。

药物治疗和预防

瘟疫的中药药物治疗的理论和临床知识非常丰富，从东汉末年张仲景《伤寒论》到明清时期温病学说的形成，中医药积累了极为丰富的宝贵经验。如唐代孙思邈的《备急千金要方》中载有雄黄丸、雄黄散、赤散、太乙流金散等多个防疫的药方服用。如在新冠肺炎防治中发挥重要作用的清肺排毒汤，就是由《伤寒论》中多个经典中药复方组合而成。

除了中药复方治疗各类传染病外，单方验方也非常多。如《肘后备急方》载方“破棺千金煮汤”，方由“苦参”一味组成，书云“治时行气，垂死者”，即用苦参治疗感染瘟疫生命垂危的患者。《肘后备急方》中还载有柏枝散一方，也是古代瘟疫流行时的有效预防方剂，书中写道：“南向社中柏，

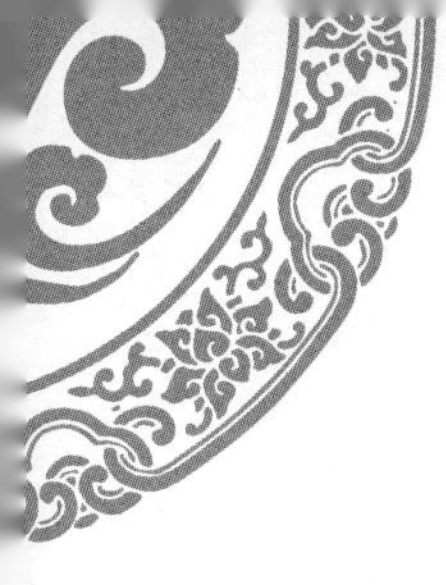

东向枝，取曝干，末服方寸匕。姚云，疾疫流行预备之。名为柏枝散，服，神良。”明朝李时珍的《本草纲目》中也有诸多关于防治瘟疫药物的记载。如，大蒜“其气熏列，能通五脏、去寒湿、辟邪恶”。《本草纲目》言：“苍术，气味雄厚，芳香辟秽，胜四时不正之气，故时疫之病多用之。”《神农本草经》中就记载了很多可以预防瘟疫的中药，例如木香能“辟毒疫”。《雷公炮制药性解》谓蜀椒“堪辟瘟疫”。

艾灸

古人重视未病时艾灸，以扶正避免感染疫毒。葛洪在《肘后备急方》中述及：“断瘟疫病令不相染，密以艾灸病人床四角，各一壮，佳也。”孙思邈也提出：“凡人吴蜀地游官，体上常须三两处灸之，勿令疮暂瘥，则瘴疠、温疟、毒气不能著人也。”

粉身

粉身就是指在身体上涂抹药粉来预防疫邪病毒。如《肘后备急方》中的姚大夫辟温病粉身方、《备急千金要方》中的粉身散、《外台秘要》中的治温病粉身散方等均是用来祛邪辟毒的处方。

鼻疗法

明代雄黄开始被单独用于涂抹防疫的同时，也被用于塞鼻以防疫，鼻疗防疫也成为一种防疫治疗方法。如《验方新编》谓：“雄黄研细末，水调，多敷鼻孔中，与病人同床，亦不传染，神方也。”吴琨在《医方考》中提到“辟瘟法”：“凡觉天行时气，恐其相染……仍以雄黄豆许用绵裹之塞鼻一窍，男左女右用之。或用大蒜塞鼻，或用阿魏塞鼻，皆良。”《串雅内外编》“辟疫条”中记载：“凡入瘟疫之家，以麻油涂鼻孔中，然后入病家去，则不相传染；既出，或以纸捻探鼻深入，令嚏之方为佳。”这些均是鼻疗法用于防疫的记载。

点眼法

清代鲍相璈在《验方新编》里记录用“人马平安散”点眼可预防时疫。

其组成和用法为：“冰片、麝香、飞过明雄、飞过朱砂各五分，牙硝一钱，共为细末，磁瓶紧收勿泄气，男左女右以少许点目大眦。用此入时疫病家则不沾染。”

药浴

《内经》言：“又一法，于雨水日后，三浴以药泄汗。” 表明药浴可以用来辟除邪气，预防感染瘟疫。《普济方》里有专门防治时气瘴疫的洗浴汤方：“桃枝叶（十两）白芷（三两）柏叶（五两）上为散。每服三两，煎汤浴之，极良。”提出了预防瘟疫的药浴药方。清代刘松峰《松峰说疫》亦云：“于谷雨以后，用川芎、苍术、白芷、零陵香各等分，煎水沐浴三次，以泄其汗，汗出臭者无病。”因此，在古时，药浴也是用来防范瘟疫的措施之一。

药酒法

早在一千五百年前，唐代“药王”孙思邈于著作《备急千金要方》中明确提出“一人饮，一家无疫；一家饮，一里无疫”的观点。南方的端午节饮菖蒲和雄黄酒等习俗，很多都同预防瘟疫有关。

免疫学治疗

对于狂犬病，《肘后备急方》中记录“凡猘犬咬人，七日一发，过三七日（二十一天），不发则脱也，要过百日乃为大免耳”。其含义为被犬类咬伤后，若 21 天后没发病，那患病风险就降低，过百日后没发病，才说明没有风险。这和现代认为狂犬病 20 ~ 90 天的潜伏期是一致的。同时指出了预防治疗的方法：“先嗍却恶血，灸疮中十壮，明日以去。日灸一壮，满百乃止。”意思就是清理伤口的血液，并艾灸伤口，高温杀灭病毒，能够减少被传染的概率，一直灸满 100 天的潜伏期才行。《肘后备急方》还提出被狂犬咬伤后用该狂犬的脑子敷在创口上，可以使狂犬病不再发作，这也是一种免疫学治疗思想。

天花曾是人类历史上的烈性传染病之一，全球有 20 亿人死于天花。天花于公元 1 世纪传入中国，宋代就用天花患者的疱浆阴干后吹到健康人鼻

孔中以预防天花的人痘接种术。人痘接种之初始即有痘浆法、痘痂法、痘衣法。直至清代中期以后，才成熟和完善。明清期间，政府还设立专门的“种痘局”，在民众中普及种痘，算的上是世界最早的官方免疫举措。人痘接种术可以说是人工免疫法的先驱和现代免疫学之源头。人痘接种术传入英国之后，医学家琴纳受此启发，于1796年发明牛痘接种术。人类免疫史上的这一成功，包含了中医所贡献的智慧。这项中医原创免疫技术挽救了数十亿人的生命，是中国古代防治传染病的历程中浓墨重彩之笔。1980年第33次世界卫生大会上宣布，危害人类数千年的天花已被根除。我国消灭天花比全世界消灭天花早了19年。

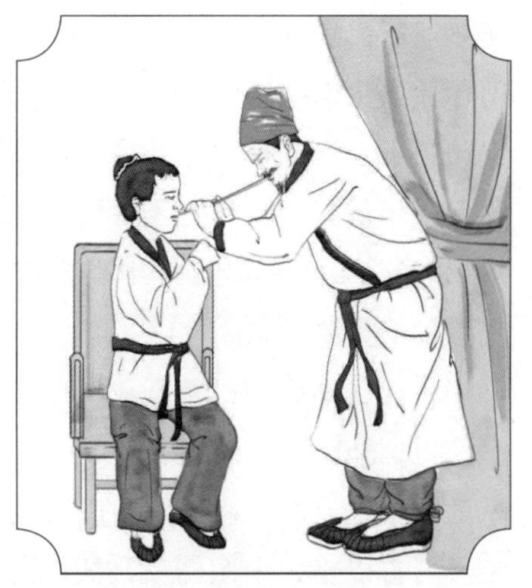

以上表明了我国古代对防治传染病有很多科学与先进的认知和措施。尤其是中医药防治理论及简便验廉的治疗方法在历次瘟疫的防控治疗中均发挥了举足轻重的作用。

三、中医药国际交流合作

习近平总书记指出：“中医药是中华文明的一个瑰宝，要推动中医药走向世界。”在全球化进程加快，世界各国普遍联系的新时代，传统医学已成为国际医药卫生合作的重要组成部分。随着健康观念和医学模式的转变，中医药在防治常见病、多发病、慢性病及重大疾病中的疗效和作用日益得到国际社会的认可：中医针灸被列入联合国教科文组织“人类非物质

文化遗产代表作名录”；《本草纲目》和《黄帝内经》列入“世界记忆名录”；国际标准化组织（ISO）成立中医药技术委员会（ISO/TC 249），并陆续制定颁布了10余项中医药国际标准；以中医药为代表的传统医学首次纳入世界卫生组织国际疾病分类代码（ICD-11）；屠呦呦提取青蒿素治疗疟疾的成果获得2015年诺贝尔生理学或医学奖，更是中医药为人类健康做出卓越贡献的重要标志。

目前，中医药已传播到183个国家和地区，中国已同外国政府、地区主管机构和国际组织签署了86个中医药合作协议。中医药作为国际医学体系的重要组成部分，正为促进人类健康发挥积极作用。

自古以来，中医药就是我国与古代丝绸之路沿线国家交流合作的重要内容，伴随早期的商贸活动在沿线国家落地生根，中医药成为“一带一路”沿线民众的健康福音。

早在公元前138年到公元前115年西汉时，汉武帝刘彻派张骞两次出使西域，东汉时，著名的班超也曾出使西域，它们都为举世闻名的丝绸之路做出了杰出的贡献。随着丝绸之路的开拓，西域和东南亚各国的药物也开始陆续传入我国。

公元6世纪左右，我国就同日本、朝鲜等国开始了医学交流，中医学不断被融入日本和朝鲜的本土医学中，之后中医药从阿拉伯传到欧洲等地。在这个过程中，中医药也不断汇入记载了很多海外的药物。南宋绍兴十一年（公元1141年）11月，户部“重行裁定市舶香药名色”，共有330余种，其中绝大部分是香药和药材，主要从阿拉伯国家、柬埔寨、越南、印度尼西亚、苏门答腊岛等古代海上丝路国家输入。公元1144年和1147年，朝廷两次下诏从国外大量进口香药。据载，当时从高丽进口的药材有人参、麝香、红花、杏仁、细辛、山茱萸、白附子、芜荑、姜黄、香油等。由于这一时期从海外进口了大量香料类药物，所以促进了我国的中成药制剂的发展，如梅花片脑（龙脑）、半硫丸等。

隋唐时期，国富民强，经济繁荣昌盛，促进了中外贸易的对外交流，中医药学进入繁荣时期，日本、朝鲜、越南分别派留学生来华学习，中医药连同儒教和佛教思想被日本带回。在唐代，日本先后共派遣了 19 批遣唐使来华交流学习。中朝之间的交往也相当频繁，不仅中医药学传入朝鲜，中国的医事制度也被朝鲜所接受。在医学教育方面，朝鲜仿照中国医学教育模式进行课程的教授。此外，中越交往也非常频繁，中国的许多名士都曾去过越南，譬如刘禹锡、高骈、樊绰等人，而传入越南的医药也很受欢迎；越南也将沉香、琥珀、犀角等名贵药物与我国进行商贸交易。

宋元时期的泉州港有千年的历史，是古代海上“丝绸之路”的起点，泉州和朝鲜、日本、印度以及东南亚、西亚、东非的 57 个国家和地区进行医药贸易交流，进口的药材达 40 种。元朝时期，泉州和海外将近 100 个国家和地区有药材贸易往来，泉州药材贸易进入鼎盛时期，主要以香料为主，绝大部分来自东南亚国家。同时中国各地的道地药材也由此远销海外，对中医药文化的发展传播起着极大的推动作用。

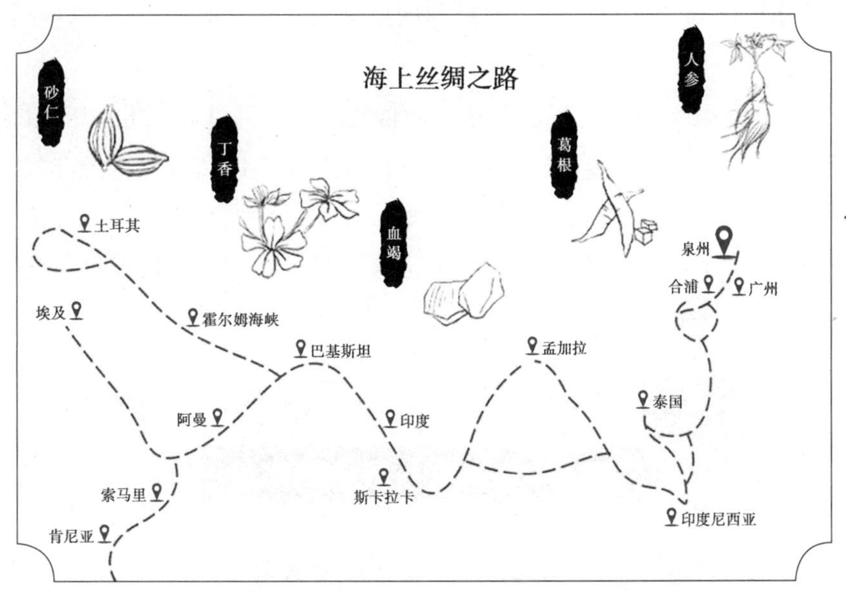

明清时的中外医学交流更加紧密，郑和七次下西洋，极大地推动了中医药的传播和交流。其中中医妇产科的经验技术，如中医的接生技术、产褥护理等在东南亚及非洲沿海地区广泛地被传播与应用。同时在对外贸易和交流中，也带回了海外特有的药材。明朝对海外药物的引入和培育工作也非常重视，极大地丰富了中医药本草宝库。

在当代，随着中国的改革开放和经济的发展，中医药学成为一种更为密切的文化交流和医疗合作项目。从 20 世纪 90 年代开始，外国的留学生到中国学习中医的人数明显增加。目前美国的针灸师遍布全美各地，成为美国替代医学的重要部分，并在某些疾病的治疗中得到肯定。美国的中医高等教育机构也逐渐发展起来，美国的很多医学院都开设了涉及中医的替代医学。在欧洲，法国和西班牙最早开设中医课程，英国、德国、意大利、葡萄牙、荷兰、瑞典、挪威、芬兰等国家也纷纷开办中医教育活动，针灸被广泛作用于各种疾病的治疗，涉及内、外、妇、儿等多种学科，取得了很好的疗效。

推动中医药“一带一路”建设和国际交流合作，对服务国家战略具有重要意义。中医药凝聚着中华民族传统文化的精华，是中华文明与世界各国人文交流的重要内容。中医药是中国特色医药卫生事业的重要组成部分，随着中医药融入国际医学体系的步伐逐渐加快，中医药健康服务业发展存在巨大潜力，能够为促进经济结构转型、拉动经济增长贡献力量。进一步加强中医药国际交流合作，有利于促进中医药传承创新，促进中医药原创思维与现代科技融合发展，为维护人类健康做出新的贡献。

四、中医药在抗战中的作用

中医药具有简便验廉的优势，“虽至穷乡僻壤之区，马足船唇之地，

无不可以仓卒立办，顷刻奏功” 。战争中物资药品匮乏，各种医疗条件受限，而中医正骨技术、外治技术和就地可选的树皮草根等新鲜药材都可以满足战时急救的需要。战争中骨折、外伤、流血、疼痛是主要的急救情况，而中医的针灸止痛、外敷止血止痛草药都是可以不受条件限制的，中医的正骨接骨、小夹板固定等，都可以迅速地医治骨折，使军队迅速恢复战斗力。

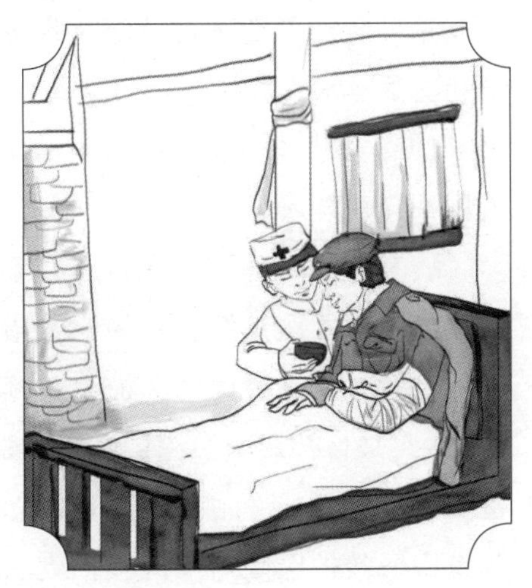

1928年，毛泽东在《井冈山的斗争》一文中写道：“作战一次，就有一批伤兵。由于营养不足、受冻和其他原因，官兵生病的很多。医院设在山上，用中西两法治疗。”毛泽东指出：“鉴于根据地缺医少药，必须发挥中医中药的作用。”“草医草药要重视起来，敌人是封锁不了我们的。”①当时面对敌人的围追堵截和物资封锁，在当时井冈山红军的医院里，西药很难弄到，红军医院的伤员，多数是采用自制中草药治疗。中医药以其良好的治疗作用和快捷的治疗手段，帮助红军度过了战时的艰险时期。

毛泽东在延安时，曾因居住环境恶劣，得了风湿病，关节疼痛，连胳膊都抬不起来，吃了不少西药，也不见效。后来服用了当时的名中医李鼎铭给他开的四副中药后，很快就康复了。李鼎铭后来还为八路军培养了一批中医，为部队官兵诊疗服务。新中国成立后，毛泽东多次作出发扬中医的批示，指出：“中药应当很好地保护与发展。我国的中药有几千年历史，是祖国极其宝贵的财产，如果任其衰落下去，将是我们的罪过。”“中医

① 游和平：《毛泽东的中医情结：称其为中国对世界贡献之首》［EB/OL］，（2009-07-16）［2021-4-20］http：//cpc.people.com.cn/GB/64162/64172/85037/85038/6814218.html.

书籍应进行整理……如不整理，就会绝版。”“中国医药学是一个伟大的宝库，应当努力发掘，加以提高”①……毛泽东的一系列讲话和批示，为中医药学的发展指明了方向。

中医药不仅可以治疗战争中的兵器伤、弹片伤等外科创伤，对瘟疫传染病和因环境不适导致的腹泻、发热等疾病也有良好的效果。而且中药可以在荒郊野外就地选材，随时收集，给伤病员随时随地治疗。例如用干茄秧和艾蒿熬水洗冻疮，用野菊花、蒲公英、马齿苋治疗腹泻、发烧等。

1937 年卢沟桥事变，抗日战争全面爆发。国难当头，中医药界和全国人民一起，投入了艰苦卓绝的抗日战争。

战时医护人员严重缺乏，尤其是外科、伤科亟须大量的医药救治力量，当时的中央国医馆馆长焦易堂曾指出：“国医之伤科，如跌打、接筋、驳骨等之功效，确胜西医，惟对于绷带、器械、消毒、清洁、整齐等，不及西医。宜采长补短……深望各国医学校，迅行设立伤科班，以专造此种人材，备国家之需要。”抗战期间，他创立中国制药厂，开办中医医务人员训练班，建设中医救护医院与中医救护大队，收容治疗前线伤兵数千人，“举凡切伤刺创擦伤裂创搔创枪创弹片创等，经本院伤科医师治疗，获效既众且捷，尚有一部分负伤官兵，于秋阳烈日之中，或受湿热之郁蒸，兼发痈疽疔疮者，为数亦颇多，皆均应用中药而臻全治”。

当时中医界呼吁，“为人道计，为国家计，为抗战前途计，为种族人格争生存计”，政府应该真正重视中医的作用，对中医加以提倡以振兴。他们呼吁：“倘以国医之具有根底者为之治理，则木屑竹头，亦可驳骨舒筋；青草树根，尽足还魂。堪以短促之时间，奏其神速之功效；轻微之药物，当乎宝贵之灵丹。”合理应用中医，可以避免不必要的截肢伤残，挽救生命；

① 游和平：《毛泽东的中医情结：称其为中国对世界贡献之首》[EB/OL]，(2009-07-16)[2021-4-20] http://cpc.people.com.cn/GB/64162/64172/85037/85038/6814218.html.

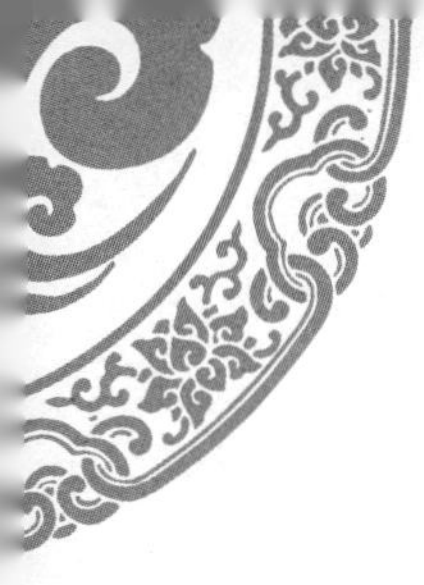

许多疾病“若以国医之具有根底者以治疗之，则应手而愈”。抗日战争（后文简称“抗战”）中一六零师中尉排长钟椿峤伤口腐烂溃脓坏疽需要截肢，后经中药治疗，伤口愈合，保全了肢体。

在台儿庄战役中，六十军将士在与日军精锐部队的血拼奋战中负伤流血，取出随身携带的云南白药撒在伤口上，很快就能止痛止血，伤口也愈合得很快。经过一个多月的浴血奋战，抗日战场取得抗战以来最大的胜利——台儿庄大捷！蒋介石听闻云南白药在战斗中的作用后，题写“功效十全”匾额送给云南白药创始人。

据记载，抗日名将周保中在一次战斗中，腹部中弹，肠体涌出体外，当时没有手术条件，一名中医宰了一只母鸡，取下一块鸡皮，给周保中清洗伤口后敷上生鸡皮后进行包扎。伤口竟然神奇地愈合了。其实这种仿生敷料疗法，在清代医家赵濂的《伤科大成》中就有记载：“伤破肚皮，而肠脱出者，医者先剪去指甲，免碰其肠，将温水和麻油浴暖外出之肠，轻轻揉进……以油线浅浅缝其口，太深则伤内肉。封金疮药，贴活鸡皮，加布扎好。”

中医药治疗瘟疫、传染病也具有非常显著的效果。侵华战争中，惨无人道的日军不顾国际法律的约定，制造了各种细菌战。据《五台县志》记载，日军在山西制造鼠疫，中医韩西亭临危受命，前往五台县救治鼠疫，韩西亭采用明代万历年间京南大瘟验方治疗，用药600余剂，经51天，将瘟疫扑灭，此后再未发生。1941年，四川省国医分馆编制《国医防治时疫宣传大纲》，用中药治疗流行的霍乱、痢疾等传染病。抗战期间，作为治疗疟疾的特效药奎宁主要原料来源的金鸡纳树的主产区东南亚被日军占领，1939年夏，中央药物研究所就曾试用云南当地草药白枪杆根皮粉治疗疟疾，也很快控制了疟疾的传播。

正是抗战期间中医救治工作的卓越成效，各界人士对中医药有了更进一步的客观认识，中医得到了社会各界的认可。湖南伤兵管理处专门提议

“请各机关采用中医中药治病”；国民党第二战区司令长官阎锡山“不惜以高的薪水和待遇”招聘中医和针灸医生，在其部队中成立了“中医治疗所”；上海设立了“中医救伤医院和国医药界救护队”；湖北成立了“国医药界战地后方服务团”；江苏方面“训练全省中医消毒、防毒、外伤、野战救护等技术，35 岁以下之中医，均须受训”；广东省提出“太平洋战争爆发，西药来源断绝，为适应当前急需，拟请筹办省立中医专门学校，作育中医人才以增进国民康健”，广东中医药专门学校等国医学校都临时增设了战伤救护系列课程，还组织“跌打医生北上救护团”；重庆出台了《中医师担任后方征属及患病官兵医疗服务办法》，组织中医师服务队，对征属和官兵实行免费治疗。中医全方位地参与了抗日战争时期的救死扶伤事，也推动了中医合法地位的确立。1938 年 1 月，支持中医的陈立夫出任教育部长，推动教育部承认中医，将中医正式列入教育系统。中医医疗机构曾被国民政府禁称“医院”，通过抗战时期发挥的巨大作用，卫生署对各地中医医院“准其援用《管理医院规则》，予以同样之管理。至医院名称，应令冠以中医字样，以示区别”。

五、爱国中医人士的故事

抗日战争期间，很多中医师还以行医为掩护，积极参与抗日革命工作。爱国中医何子敬擅长中医正骨外科，1931 年“九一八”事变后，他以江湖郎中身份为掩护，一路穿过日本封锁线，南下南京请愿参加抗日，却被国民政府拒回。后来中国共产党地下组织与他取得联系，何子敬积极帮助购药送药，还对前来治疗的伤筋断骨、兵器军火外伤的伤员进行掩护，防止被人发现。台山战役中，赵健庵、赵焯贤两名老中医除了为伤员诊病、送药，也利用行医的便利条件经常为将士送去情报。

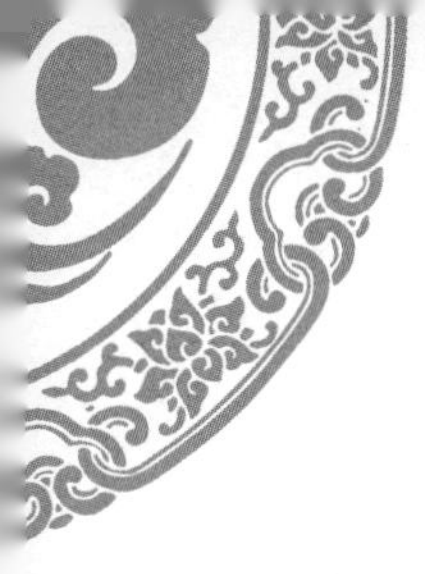

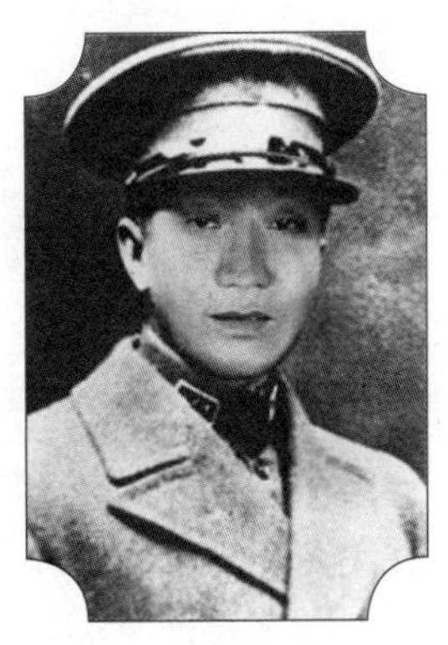

抗日烈士姚明久从小受父亲的影响，学习了一些中医技术。“九一八”事变后，姚明久参加了国民革命军抗击日寇。他经常在战斗之余，为负伤将士处置伤口，配方煎药。在一次阻击战中，姚明久受伤严重，不能继续带兵作战，便回到了老家以行医为掩护，在“三肇”地区继续进行抗日活动，后来加入了中国共产党，开展有组织的地下抗日救国活动。后来因叛徒告密，姚明久被俘，被敌人用尽各种酷刑，也宁死不屈。1941 年 3 月 22 日，已经不能行走的姚明久被敌人用箩筐装着，抬到肇州县南门外枪杀，时年 30 岁。

赵炳南是 20 世纪 30 年代名满京城的医生，尤其擅长皮外科，他曾给溥仪治好了久治不愈的白刃疔（鼻疳）。后来溥仪做了伪满洲国的皇帝，派人请赵炳南去当“御医”，赵炳南一口回绝。当日本人占领北平之后，强迫中国人把时间改成东京时间，钟表一律要拨快一小时，赵炳南坚持不拨，日本军官来他的诊所砸了他的钟表三次，他都毫无畏惧地重新买上挂钟，调成中国时间放置，坚定地维护着民族尊严。

还有上海名中医曹颖甫，日军攻陷江阴后，强迫曹颖甫做维和会会长，前来游说的日寇和汉奸被曹颖甫痛斥恼怒而去。一天，一个中国女孩冲进了诊所，后面追进来两个企图施暴的日本兵，曹颖甫怒不可遏地拍案怒骂日本兵，被日本兵当场刺穿了胸膛。

这些中医人士是千万个坚贞不屈的爱国志士的代表，他们一边悬壶济世，一边坚持民族气节，誓不与敌为伍，彰显了国家兴亡，匹夫有责的爱国情怀和视死如归、宁死不屈的民族气节。

六、中医药与航天事业

我国的航天事业起始于 1956 年，并于 1970 年 4 月 24 日发射第一颗人造地球卫星，是继苏联、美国、法国、日本之后世界上第五个能独立发射人造卫星的国家。载人航天、重型火箭研制、火星探测进展等备受瞩目，中国航天重磅消息频频传出。2021 年是航天大年，2021 年 5 月 15 日，“天问一号”巡视器成功着陆于火星乌托邦平原南部预选着陆区，标志着我国首次火星探测任务着陆火星取得圆满成功。随着中国航天事业的快速发展，我们探索太空的脚步会迈得更大、更远。

中国载人航天工程于 1992 年启动，而载人航天历程最早却可追溯至 1970 年。至今，中国已将多名航天员送入太空，并实现了航天员舱外活动，已成为世界上继俄罗斯和美国之后第三个独立掌握载人航天技术、独立开展空间实验、独立进行出舱活动的国家。航天飞行中航天员要承受失重、振动、真空、温度骤变、昼夜规律变化等环境因素的挑战，在这种情况下，航天员的心理和生理压力都非常巨大。这些压力同时会引起人体一系列的机体反应，在航天飞行中或者是结束飞行任务返回地面后，出现各种功能性或器质性的病理变化，这些都会影响航天员的身心健康和航天工作的进行。因此，

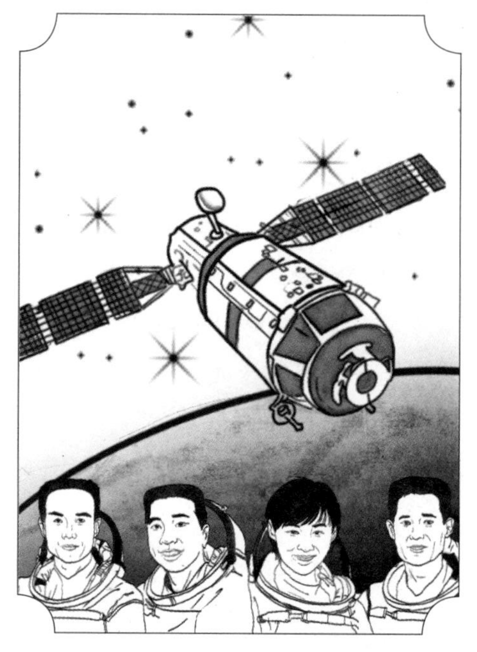

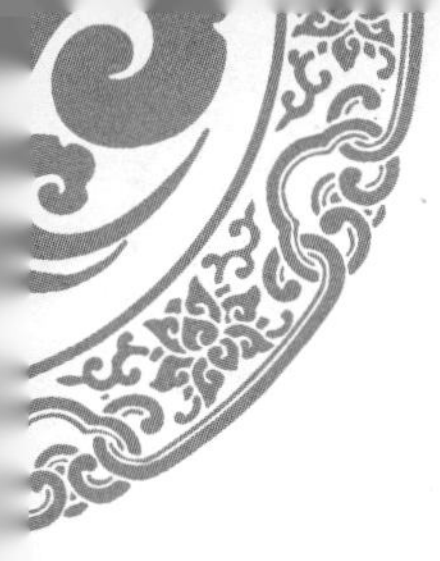

随着各国载人航天事业的迅猛发展，航天医学也作为一门新兴学科，着重于改善航天飞行中航天员的生理适应能力，最大程度地保护航天员的健康。

中医药作为我国的传统医学，以其独特的特色和优势，成为我国航天医学的重要组成部分。在我国已完成的几次载人航天任务中，中医药都发挥了重要的作用。例如失重状态导致的心血管功能失调、骨盐流失、红细胞变化，出现眩晕、疲劳、呕吐、免疫力下降等症状；在密闭的空间里长时间作业也会引起精神心理症状如焦虑、失眠等。目前，航天飞行中的多系统功能失调的发病机制尚未完全清楚，西医也没有“特效药”，只能简单地对症处理，没有副作用小的有效的预防、治疗及康复手段。

国外航天员曾经因为飞行中出现严重健康问题，不得不中止飞行任务，还有的航天员在出舱时不能自主站立，甚至需要搀扶或者担架抬出。而我们“神舟六号”载人飞船航天员费俊龙、聂海胜在5天的太空任务执行过程中，身体健康，且返航后能自主出舱。之后，中国航天员科研训练中心发给北京中医药大学一封感谢信，信中说：“举世瞩目的‘神舟六号’载人飞船圆满遨游太空，英雄航天员费俊龙、聂海胜在5天飞行过程中，身体健康，表现出色，最后自主出舱。其中中医药发挥了突出的作用。这正是贵校著名中医学家王绵之教授的功劳。在短期航天飞行之后，中国宇航员的心血管自主神经功能变化情况与俄罗斯宇航员以及欧洲宇航员存在着明显的差异。中国宇航员的心血管自主神经功能在5天的短期太空飞行之后，没有明显地受到重力变化的影响……”这充分说明中医药提高了航天员的体能，增强了他们的心肺储备、心血管调节功能。

其实，从“神舟五号”飞行起，中医药就被用于航天员在空间环境中加强心血管功能、提高整体抵抗力免疫力、防治空间运动病及改善精神情志状况。而从“神舟七号”开始，中国宇航员们会在飞行过程中服用一种名为“太空养心丸”的中药，以加强身体机能，更好地防治空间运动病。“太空养心丸”是中医工作者和航天科研工作者根据航天员在太空舱里面的特

殊情况，以调整阴阳、天人相应的思想为指导，结合大量生物学实验研制出来的一种专门用于宇航员的中药复方汤剂。

2021 年 4 月 29 日，我国成功发射了首个空间站，由长征五号 B 运载火箭成功送入地球轨道，这是中国航天历史上的重要里程碑。我国迄今为止最大航天器进驻太空，意味着中国空间站建造已进入实质性“施工”。

空间站在轨飞行期间，基于新技术的中医四诊仪被列装到空间站，建立了航天专用的中医问诊量表、航天中医四诊客观化标准、人整体状态评价技术等，开拓了中医天地远程诊断新模式。在轨通过中医望、闻、问、切的手段，评价航天员的身体健康状况，为航天员健康保驾护航。

中医药作为我国的传统医学，在治疗复杂、难治性疾病上具有不可比拟的优势。中医“调理阴阳”的整体观念和治疗方法与航天员机体适应的综合生理学概念不谋而合。中医以“天人相应整体观念”为指导，发挥“治未病”的优势，提前因人制宜做好航天员的生理调节，让个体在特殊环境下的适应性和耐受性得到提高，解决了一个又一个载人航天医学保障中的难题，为保障航天员的健康和我国航天事业的发展做出了应有的贡献。

七、中医药与航海事业

世界历史上，航海事业对促进世界各国的政治、经济和文化交流，发挥了无法比拟的作用。人类文明史上，各国都积极开拓航海事业。中华民族航海历史悠久，是世界航海文明的发祥地之一。而作为我国灿烂文明中最耀眼的瑰宝，中医药对我国的航海事业也一直发挥着重要的作用，从古至今一直在为我国的海上事业提供健康保障。

历史上坏血病曾是航海中的一个重要难题。当时人们不知道维生素这种营养素的存在，而长期的海上航行，不能及时补充新鲜的蔬菜，导致

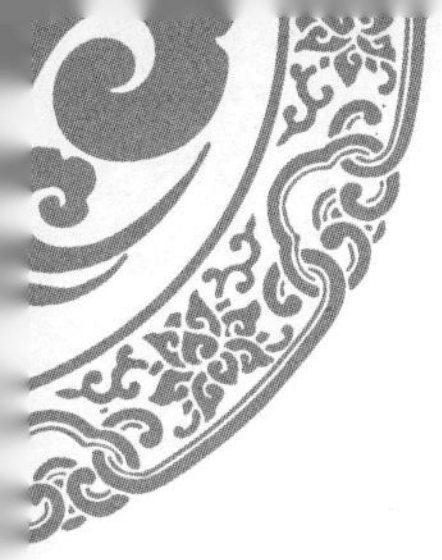

饮食中缺乏维生素 C，而引起齿龈、肌肉、关节囊、浆膜腔等处出血。葡萄牙人达·伽马开辟欧亚新航线，从印度返回途中，160 名船员中竟有约 100 人患坏血病死去；1519 年，葡萄牙航海家麦哲伦率领船队，从南美洲东岸向太平洋开始环球航行，在海上航行几个月后，很多船员开始出现浑身无力的现象，有的船员牙龈出血，有的船员肌肉、鼻腔出血，待到达目的地时，原来的 200 多人，只剩下 18 人；当时的大英帝国派出了 6 艘战舰，2000 多名船员进行环球航行，4 年后航行结束归来时，只剩下寥寥几百人，且大都疲惫不堪、口唇溃烂、脸色发青。此外，哥伦布探索新大陆的航行中，也有大量船员患坏血病死亡的记载。

对比当时西方航海中的“坏血病”难题，郑和七次下西洋，参与远航的海员多达 27000 余名，史书记载中却并无关于类似坏血病情况的记载。后世对当时船员的饮食进行了研究，发现原来在当时中医保健之道的熏陶下，中国人素有喝茶养生的习惯。古有“神农尝百草，日遇七十二毒，得茶而解之”的说法，绿茶作为一种浸泡茶，具有较高的溶解度，一小盏茶水便含有丰富的维生素 C，只需几杯茶便能补充正常人体每日所需的维生素 C。

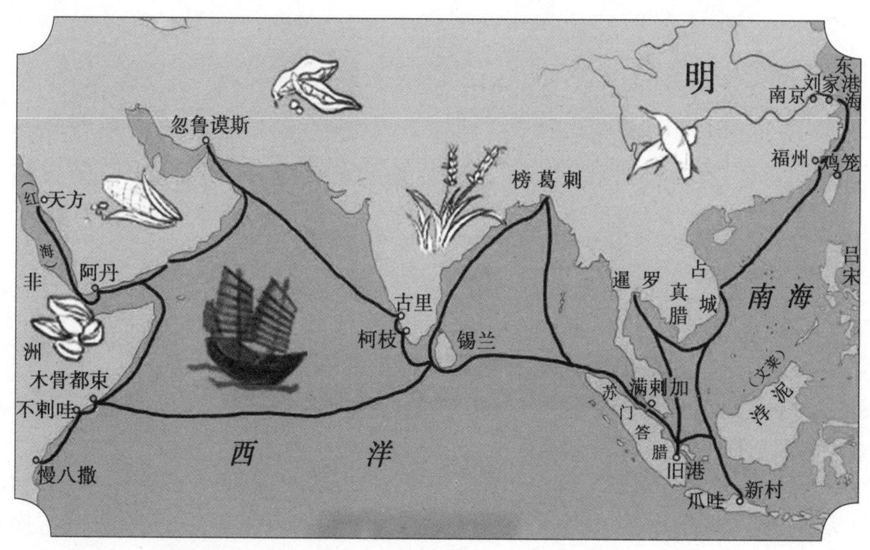

据史书记载，郑和船队远航前会带上豆子，在船上泡发豆芽吃，李时珍在《本草纲目》里记载豆芽的功效：唯此豆芽白美独异，食后清心养身，具有“解酒毒、热毒，利三焦”之功。很多中医典籍中，都将豆芽列为益寿食物的榜首。所以郑和的船队们在下西洋时携带了大量的豆子，以便在海上航行时能够泡发成豆芽，作为蔬菜食用，对预防坏血病也起到了重要作用。

此外，船队配备主食是糙米，相比于精制的白米，糙米的谷皮中含有大量的维生素 B_1，极大减少了患脚气病的风险［脚气病又称维生素 B_1（硫胺素）缺乏病，表现为感觉和运动障碍，肌力下降，乏力心慌等］。孙思邈就曾在《备急千金要方》中专门介绍用赤小豆、大豆等治疗脚气病，用谷皮煮粥常吃以预防脚气病。

中医药在现代航海医学中也发挥着重要作用，其对于航海特发病、常见病的预防和治疗等都有非常好的治疗效果。例如，现代航海中的晕动病是困扰航海船员们的一大难题，而中医药对晕动病，可以辨证为眩晕，在治疗上可从健脾化痰祛风、平肝熄风等来预防和治疗；一些中医药传统外治法如穴位贴敷、针刺疗法和耳穴埋籽法等， 对船员们晕动病的防治有着非常好的疗效。

此外，航海中的高湿、高温、低温、高压、低压、高氧、辐射等复杂环境，都可以在中医理论指导下，进行预防和治疗，体现了中医药学的优势和特色。

八、中医药在港澳台

中医药作为中华民族的宝贵财富，是中华民族千百年来智慧的结晶。中医药的发展史是中华民族与天道自然和谐共存的优美乐章，也是与疾病

灾害角力抗争的壮丽诗篇。中医药作为一种文化传承，默默见证与守护着中华民族的繁衍生息。作为曾经在外漂泊的游子，港澳台地区的中医药在经历了西方文化与西医的冲击涌入，饱受侵略者的排挤压制后，不仅没有断绝，反而展现出了顽强的生命力，走出了独特的道路，至今仍护佑着港澳台同胞的生命健康。

中医药在香港

香港位于中国南部、珠江口以东，西与中国澳门隔海相望，北与深圳市相邻，南临珠海市万山群岛，区域范围包括香港岛、九龙、新界和周围 262 个岛屿，陆地总面积 1106.66 平方千米，海域面积 1648.69 平方千米。截至 2019 年末，香港的总人口约 752 万人，是世界上人口密度最高的地区之一，但人均寿命居全球第一。香港自古以来就是中国的领土，1842 ~ 1997 年曾受英国殖民统治。二战期间，香港被日本占领了三年零八个月。1997 年 7 月 1 日，中国政府对香港恢复行使主权，香港特别行政区成立。

百年来，中医药在港英、日本殖民统治下受尽歧视、践踏，历尽沧桑，发展曲折。首先是在港执政的英帝国主义者排斥打压中医药的发展，中医药行业未受到统治者的尊重与承认，中医院或中药店并未受到与西医平等的待遇，反而备受排挤，以至于中医执业者难以取得合法的执医资质。其次，西方医学传入给处境艰难的香港中医药行业也带来了冲击。但逆境并没有击垮香港中医药行业，反而使其更为坚韧，中医药对维护香港居民的健康做出了积极、重要的贡献。

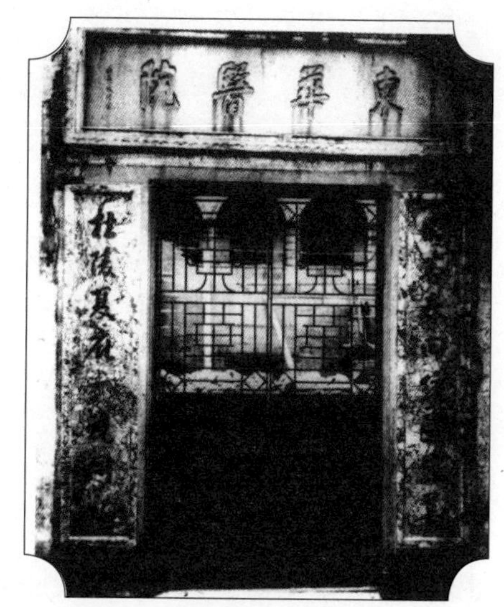

起源于1870年代，从一个建在庙宇内的中医诊疗亭开始发展建立的香港东华医院，是第一家使用中医中药治病救人的医院，东华医院为香港社会的稳定与中医药的发展做出了不可磨灭的贡献。此后，中医诊所或是中西医并存的医院如同雨后春笋般不断出现。而推动香港中医药走向第一次巅峰的，则是19世纪末盛行的瘟疫与天花，当时的中医药在疫情面前显露出自己独特的优势，香港东华医院为民众无偿派发中药以抵抗疫情。中医药在瘟疫中为保护香港同胞生命健康，彰显出卓越的力量。

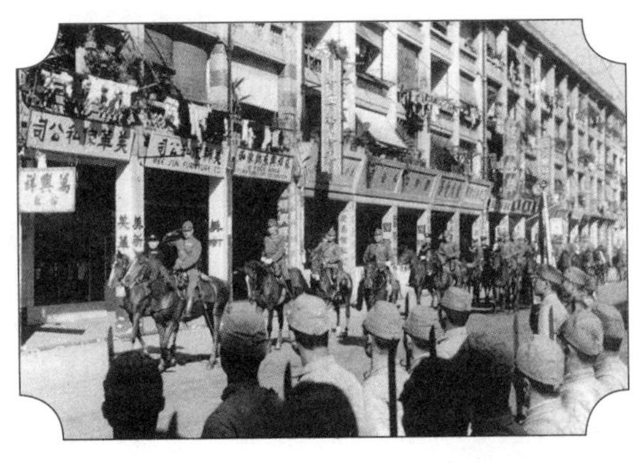

二战期间，日本军国主义侵略者占领了英国统治之下的香港。日军对香港进行大量的破坏与掠夺，也严重扰乱了香港中医药的发展。战争时期，青霉素等西药一药难求，价值千金，普通香港同胞无力支付高昂西医诊金与药费，依旧选择中医进行诊治。在那个战火纷飞的年代，中医药成为香港民众的生命信仰与精神寄托，成为香港医药传统不可分割的一部分。战后最先开办的中医学校，是创立于1947年的“香港中国国医学院”和创立于1953年的“香港菁华中医学院”，但这两家医院均未获得当时的港英政府的承认和资助。

1997年7月1日，香港正式脱离英国百余年的掌控，回到了祖国的怀抱。在长达130余年的漂泊流浪中，中医药文化作为中华文化的传承之一，伴随着中华民族血脉流淌濡养着香港同胞。

21世纪，香港中医院的投入使用让香港告别了无专业中医院的历史，香港几所著名高校，如香港大学、香港中文大学、香港浸会大学等都设立了中医药专业，为中医药在香港的传承和发扬培养人才。2018年10月，香港与内地签署中医药合作协议，在中医医院建设、中医药国际标准化、“一

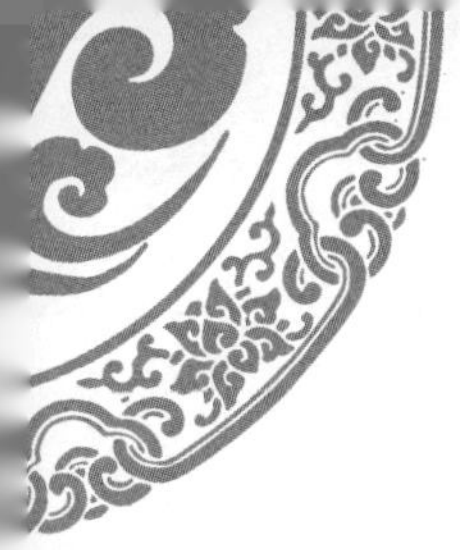

带一路”和粤港澳大湾区建设等领域加强合作。中医药文化也由香港传播到世界各地，为中医药文化的传播做出了重要的贡献。历经磨难的香港中医药文化，也形成了顽强坚韧、海纳百川的特有品质，是中华民族传统文化与精神财富的重要组成。

澳门中医药

澳门（葡萄牙语 Macau、英语 Macao），简称“澳”，全称中华人民共和国澳门特别行政区，位于中国南部，地处珠江三角洲。北与广东省珠海市拱北相接，西与广东省珠海市的湾仔和横琴相望，东与香港特别行政区、广东省深圳市隔海相望。澳门由澳门半岛和氹仔、路环二岛组成，陆地面积 32.9 平方千米，总人口 67.96 万人。澳门自古是中国领土不可分割的一部分。但是澳门曾经沦为葡萄牙的殖民地，直到 1999 年 12 月 20 日中国政府恢复对澳门行使主权。

澳门华人占人口总数的 96%，葡人占 3%。中医药在华人心目中有着较高的地位，华人对中医药有着浓厚的感情和坚定的信心。中医药发展的基础，深深扎根于全澳居民之中。澳门中医药发展坎坷曲折，受帝国主义列强侵略并沦为殖民地的历史影响深刻。鸦片战争之前，澳门同大陆一样，医学以中医药为主，虽有西医汇入，但是百姓看病治病仍以中医为主。鸦片战争后，中国清政府作战失利，被迫签订不平等条约，失去澳门主权。随着葡萄牙资本主义经济、政治势力的涌入，西医迅速广泛传播，对澳门本土中医药造成冲击，澳门中医药因遭受打压而发展缓慢，逐渐沦为从属地位，最终停滞不前。且澳门沦为殖民地后，百姓备受压迫，葡萄牙殖民者歧视澳门百姓，禁止澳门华人百姓去医院看病，澳门华人生命健康得不到保障。此时，民间中医药力量则更多地承担起护佑百姓的巨大责任。例如 19 世纪中后期，由华人社团兴办的镜湖医院和同善堂，都以中医药为主，承担着当时澳门的医疗和防疫等大部分任务，但沦为殖民地后的澳门，在葡澳政府的干涉下，镜湖医院最终只保留了针灸推拿等有限的中医诊疗服务。

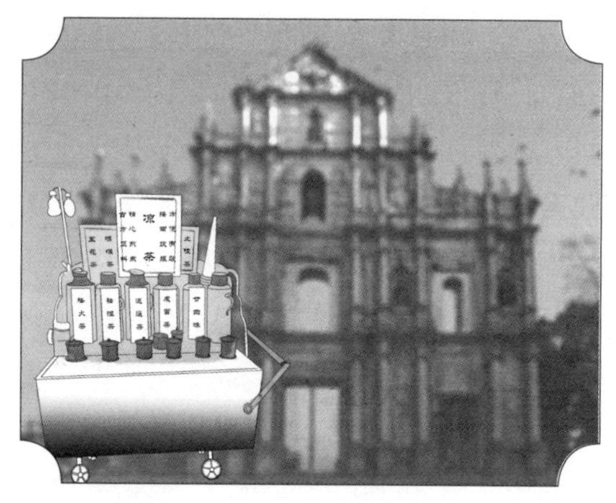

澳门回归后党中央的重视和关注，使澳门中医药发展进入新时期。在党中央的大力支持下，中医药产业成为澳门三大新兴产业之一，中医药产业化是推动澳门经济适度多元化的重要战略部署。澳门被评为世界上最长寿的城市之一，在澳门97%的华人治疗疾病和养生保健有使用中医中药的习惯，澳门市民会根据春夏秋冬季节的交替，充分利用中草药，熬制凉茶和煲汤来调理身体。从市民日常生活习惯到公共卫生医疗需求，从民间智慧到科技创新，澳门不断推动中医药产业向前发展。未来随着国家“一带一路”倡议和粤港澳大湾区建设的推进，澳门凭借独特的区域优势，致力向世界推介中华医药，将助力中医药国际化走得更快更好。

台湾中医药

台湾省是中华人民共和国省级行政区，由中国第一大岛台湾岛与兰屿、绿岛、钓鱼岛等附属岛屿以及澎湖列岛组成，总面积约3.6万平方千米，人口约2341万。台湾主要的少数民族是高山族，自明末清初始有大量的福建南部和广东东部人民移垦台湾，最终形成以汉族为主体的社会。明末，台湾被荷兰和西班牙侵占，1662年郑成功收复台湾；1885年清政府正式设台湾省建制；1895年清政府以《马关条约》将台湾和澎湖割让与日本；1945年中国人民抗日战争暨世界反法西斯战争取得胜利，台湾和澎湖重归中国主权管辖；1949年中国国民党当局退踞台湾。

台湾宝岛，一直以来都是华夏疆土不可分割的一部分，自殷商时期的“岱舆”“员峤”，至秦朝的“瀛洲”，至隋朝的“流求”等，历经千百

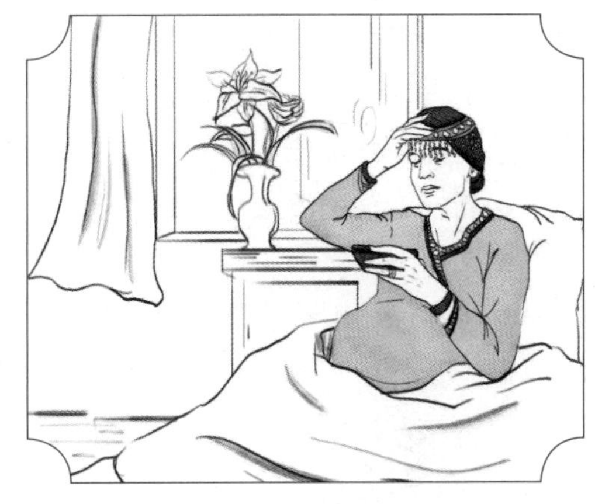

年沉浮，直到成为如今的“台湾省”。相关史书记载，自新石器时代，台湾便与大陆进行着文化交流，其中，大陆源远流长的中医药文化也在海峡两岸千余年的交流和渗透中凝成一座文化桥梁。例如台湾的医药卫生民俗自古便与大陆的福建、浙江一带存在诸多相似之处，根据《隋书·流求传》“妇人产乳，必食子衣，产后以火自炙，令汗出，五日便平复”的记载，说明台湾高山族产妇食用自己胎盘（中药紫河车）的习俗，与福建、江浙一带一样盛行。此外，台湾服用中药菖蒲根治病的用法，以及对天花等传染病采取的措施等，皆能在中医药古籍中得到考证。

台湾独居东隅，开发较晚。明代以前，台湾的社会生产力低下，医疗卫生十分落后，瘴气时疫盛行，台湾及岭南地区常被称为“瘴疫之区”，当传染病流行之际，人民只能祈求神灵的力量。明末清初大陆移民将中医药带入台湾，不仅就地习医施药，还发掘了不少本地中草药。台湾地区中药资源丰富，例如“癀”闽南语中是“发炎”的意思，以“癀”字为名的草药都有消肿解毒、活血化瘀、祛风止痛等的作用，如“柳仔癀”“蛇舌癀”“龙舌癀”。这些都使台湾的医药卫生水平不断提高。

日本侵略者统治时期，台湾中医药遭到了压制和摧残。日本侵占之初，台湾地区还曾多年遭遇鼠疫、斑疹等传染病流行，都是中医药担负起了救民于水火的重任。1884、1895 年台北地区两次霍乱流行，中医师黄玉阶、黄守乾等用中医诊治施药，均取得显著成绩。

台湾中医界为争取举办高等中医教育，先后与日本殖民统治者、中华民国政府等进行了 60 多年的抗争与申请。日本投降后，台湾中医界以“救

亡图存”之精神，使台湾中医药得到了恢复和发展。20世纪50年代，台湾出现了第一所中医药专科院校——“中国医药学院”，70年代随着天然药物、自然整体疗法、针灸等日益受到世界各国的重视，台湾中医药事业进入了稳定发展的阶段。在中医药高等教育方面，目前，台湾已有多个高等学府如“中国医药大学”等，开设了中医中药学士学位、硕士学位与博士学位等课程，为台湾中医中药事业源源不断地输送优秀人才。

中医药是祖先遗留的珍贵医药宝库，千百年来为中华民族的繁衍昌盛和人民健康做出了巨大贡献，台湾是中国的宝岛，祖国医学对台湾同胞的健康与繁衍也起着重要的作用。台湾中医药的发展承载了古今无数医药先辈和中医药开拓者的血汗与智慧，我们海峡两岸的同胞应共同传承和守护，为中医药事业的长久发展贡献力量。

九、中医药再创辉煌，走向世界

中医药学是中华民族的伟大创造，为中华民族繁衍生息做出了巨大贡献，中医药能够历经风雨延续几千年至今，是中华民族的智慧结晶，是与黎民大众形成的长达数千年的生死相托。也正是其确凿的疗效和广大的受众使其成为全民族乃至全人类的健康福佑。今天中医药历久弥新，蕴涵着无限蓬勃的生命力。

清朝末年受西方列强侵入的影响，西医大量涌入，民国时期的“废止中医案”等也曾一度冲击阻碍了中医的发展，使中医国粹陷入岌岌可危的境地。中医药曾一次次被冷遇漠视，甚至被污蔑抹黑。然而，根基深厚，藏医于民，几千年来护佑炎黄子孙的中医药不但没有被这些无知无良的言行所削弱，反而在当代越来越焕发出更为璀璨的光芒，发挥着越来越重要的作用。

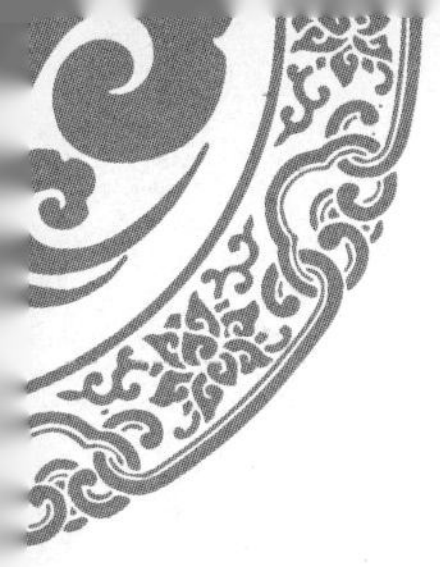

新中国成立以来，党中央、国务院高度重视中医药工作，20 世纪六七十年代，席卷中华大地“一根针、一把草”的中草药运动，最大限度地保障了亿万农民的生命健康，被世界卫生组织誉为“以最少投入获得最大健康收益”的中国经验。此后，针灸的神奇疗效引发全球持续的“针灸热”。

1949 年 9 月，毛泽东在接见第一届全国卫生行政会议代表时指出，必须很好地团结中医，提高技术，搞好中医工作，发挥中医力量。1982 年《中华人民共和国宪法》第 21 条规定“发展现代医药和我国传统医药”，从宪法的高度确立了中医药的法律地位。

近年来，国家高度重视中医药领域的发展，中医药行业迎来高速发展、多点开花的发展腾飞的时代。2003 年《中华人民共和国中医药条例》出台，明确指出保护、支持、全面发展我国中医药事业。

2015 年 12 月 22 日，习近平总书记在致中国中医科学院成立 60 周年贺信中指出，希望广大中医药工作者增强民族自信，勇攀医学高峰，深入发掘中医药宝库中的精华，充分发挥中医药的独特优势，推进中医药现代化，推动中医药走向世界，切实把中医药这一祖先留给我们的宝贵财富继承好、发展好、利用好。

2016 年，国务院印发《中医药发展战略规划纲要（2016 ~ 2030 年）》，把发展中医药上升为国家战略。2017 年 10 月，党的十九大报告提出“实施健康中国战略”，要“坚持中西医并重，传承发展中医药事业”。2017 年，《中华人民共和国中医药法》的实施，为继承和弘扬中医药，扶持和促进中医药事业发展确立了法律依据，这在中医药事业的发展历程中具有里程碑的意义。

2019 年 10 月，习近平总书记在全国中医药大会上强调：“要遵循中医药发展规律，传承精华，守正创新，加快推进中医药现代化、产业化，坚持中西医并重，推动中医药和西医药相互补充、协调发展，推动中医药事业和产业高质量发展，推动中医药走向世界，充分发挥中医药防病治病

的独特优势和作用。”① 同年 10 月，中共中央、国务院下发《关于促进中医药传承创新发展的意见》，内容包括健全中医药服务体系、发挥中医药在维护和促进人民健康中的独特作用、大力推动中药质量提升和产业高质量发展、加强中医药人才队伍建设、改革完善中医药管理体制机制等，明确了中医药传承创新发展的目标方向和具体举措，彰显了党中央、国务院对中医药事业与中医药文化的高度重视。

1956 年，毛泽东提出“要以西方的近代科学来研究中国传统医学的规律，发展中国的新医学”②。随着我国卫生与健康事业发展进入新时期，互联网、大数据、人工智能等新技术新潮流不断涌现，为新时代中医药的传承发扬提供了更好的机遇，也提出了更高的要求。我们要将中医药的经典，传承转化为原创的中医药科技资源，使之借助现代科学技术的手段，在更广阔的天地中发挥更巨大的作用。

屠呦呦在几十年的研究基础上，从晋代葛洪《肘后备急方》“青蒿一握，水一升渍，绞取汁服”的文字中获得启发，最终成功地从中草药青蒿中提取出青蒿素，获得了 2015 年诺贝尔生理学或医学奖。如今，以青蒿素为基础的联合疗法(ACT)成为世界卫生组织推荐的疟疾治疗的最佳疗法，挽救了全球数百万人的生命。这是新时代中医药现代化发展成果的典范。如今中医药产业不断发展，并逐渐成为地方经济发展新的增长点和未来的支柱产业。

中医药以其在疾病预防、治疗、康复等方面的独特优势受到许多国家民众的广泛认可，特别是在流感、埃博拉出血热等传染病的防控中发挥了有目共睹的作用。

---

① 《习近平对中医药工作作出重要指示强调 传承精华守正创新 为建设健康中国贡献力量》[EB/OL]，(2019-10-25) [2021-04-20] http：//www.xinhuanet.com/politics/leaders/2019-10/25/c_1125151959.htm.

② 《毛泽东文集》第 7 卷，人民出版社 1999 年版，第 81 页。

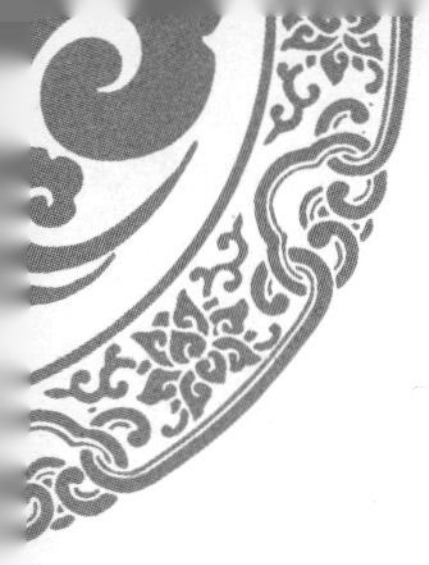

2020 年，全世界范围内爆发了新型冠状病毒肺炎，我们的中医药在整个疫情防控和疾病的救治中，临危受命、力挽狂澜，发挥了不可替代的作用，有了中医药的保驾护航，我国的疫情才得以更快更好地全面控制。世界上其他国家纷纷向中国寻求中医中药的援助，《人民日报》刊发的《让中医药瑰宝惠及世界》中说道："病毒不分国界，疫情不分种族。中医药是中华文明的瑰宝，有实力为全球战疫贡献中国智慧、中国方案。让中医药瑰宝惠及世界，是我国作为负责任大国的担当，更是中华民族文化自信的体现。"①

中医药发祥于中华大地，在不断汲取世界文明成果、丰富发展自身的同时，也持续传播到世界各地，造福各国人民健康持续至今。早在秦汉时期，中医药就传播到日本、韩国等周边国家，并对这些国家的传统医药产生重大影响。预防天花的种痘技术，在明清时代就传遍世界。《本草纲目》在历史上曾被翻译成多种文字广为流传，达尔文称之为"中国古代的百科全书"。在当代，中医药在常见病、多发病、慢性病及疑难病症、重大传染病防治中的作用得到进一步彰显，受到国际社会广泛认可。

在当今世界，中医药的独特价值和作用正得到越来越多国家和人民的认同和接受，并为世界卫生组织所瞩目并积极推广。2010 年，"中医针灸"被列入《人类非物质文化遗产代表作名录》。《黄帝内经》和《本草纲目》入选《世界记忆名录》。国际标准化组织（ISO）还成立了中医药技术委员会。2018 年 10 月世界卫生组织首次将中医纳入其具有全球影响力的医学纲要。

国务院发布的《中国的中医药》白皮书显示，我国的中医药已经传播到 183 个国家和地区。目前，中国政府与相关国家和国际组织签订专门的中医药合作协议 86 个，中国政府已经支持在海外建立了 17 个中医药中心。中医药"一带一路"全方位合作新格局基本形成，将建立 30 个中医药海外

① 王君平：《让中医药瑰宝惠及世界》，《人民日报》2020 年 4 月 8 日。

中心，建设50家中医药对外交流合作示范基地。中医药已成为中国与东盟、欧盟、非洲、中东欧等地区和组织卫生经贸合作的重要内容，成为中国与世界各国开展人文交流、促进东西方文明互鉴的重要内容，成为中国与各国共同维护世界和平、增进人类福祉、建设人类命运共同体的重要载体。

中医药现代化是中医学传承和发展的核心，积极利用现代科学技术，促进中医学理论和实践的发展，实现中医药现代化是主流观点。中医药的现代化是历史发展的必然趋势，运用现代化的语言和思维方式来讲授中医，以便人们更好地了解、领悟中医，从而发展和创新中医药理论和实践。2015 年 10 月 5 日，屠呦呦教授在瑞典卡罗琳医学院获得了诺贝尔生理学或医学奖，开启了中医药在国际医药组织中的一扇门。从此，以屠呦呦教授为代表的中医药现代化研究更上一层楼。

创新是中医药的生命力，也是中医药现代化的关键所在。中医药是中华文明的一个瑰宝，凝聚着中国人民和中华民族的博大智慧。习近平主席曾强调，要遵循中医药发展规律，传承精华，守正创新，加快推进中医药现代化、产业化，坚持中西医结合，推动中西医协调发展，互补互用，推动中医药走向世界，使中医药发挥它的中医药防病治病的独特优势和作用，为实现中华民族伟大复兴的中国梦贡献力量。

中医药现代化是社会发展之必然，推动中医药走向世界，是我们的责任。我们应该发扬中医药的优势和特色，将中医药传承下来，保护好老祖宗留下来的东西，并将它发扬光大，这是我们中华儿女的责任。在传承的基础上，我们要学会改革创新，保持中医药的主流，不脱离中医药的固有体系，学会用现代元素去丰富中医药体系，努力发掘和提高中医药宝库，让中医药焕发青春，保持活力。

习近平强调“深入研究和科学总结中医药学，对丰富世界医学事业、

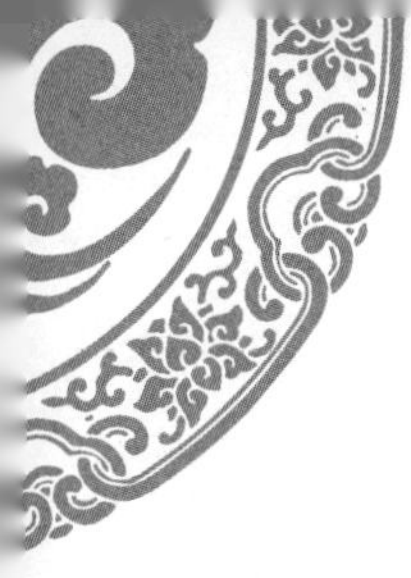

推进生命科学研究具有积极意义”。[①] 习近平主席访问世界卫生组织，代表中国向该组织赠送中医针灸铜人时指出，“我们要继承好、发展好、利用好传统医学，用开放包容的心态促进传统医学和现代医学更好融合”[②]，充分表达了中国将以其独创的中医药，与西医药相互补充和促进，并愿为世界医学和人类健康事业发展做出更大贡献的期冀。

中医药迈向世界的步伐也将更加自信稳健，在增进各国民众健康福祉的同时，润物无声地推广中华文化的价值观。作为一门生命科学，中医药的渗透将影响着各国人民的健康方式，中医药的传播将作为世界医学突破性提升的智慧源泉，为保障人类生命健康提供安全有效的“中国方案”，这都将重塑世界人民对中国的价值判断，树立更良好的中国形象，助力中华民族在全球的和平崛起。

中医药是中华文明花园里的一朵奇葩，是中华文化精髓在生命科学领域结出的瑰丽果实，中医药的发展和突破必将对中华文化和世界文明的未来发展产生不可估量的积极作用。

---

① 习近平：《中医孔子学院将有助于澳民众了解中国文化》，［EB/OL］，（2010-6-20）［2021-4-20］http：//www.gov.cn/ldhd/2010-06/20/content_1631961.htm.

② 霍小光、李建敏：《开放包容促进传统医学现代医学更好融合》，［EB/OL］，（2017-1-22）［2021-4-20］http：//health.people.com.cn/n1/2017/0122/c14739-29040510.html.

第四篇 本草中的中国传统文化

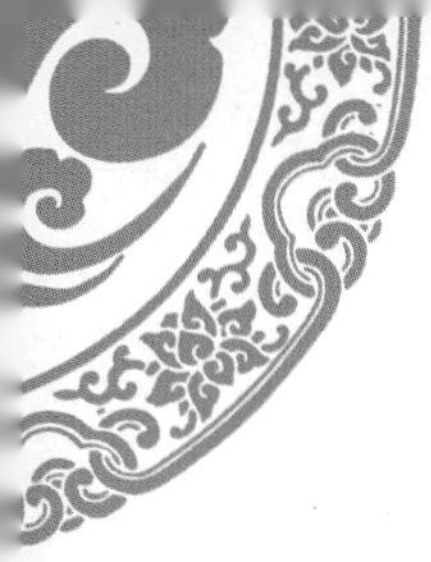

一、丁香空结雨中愁

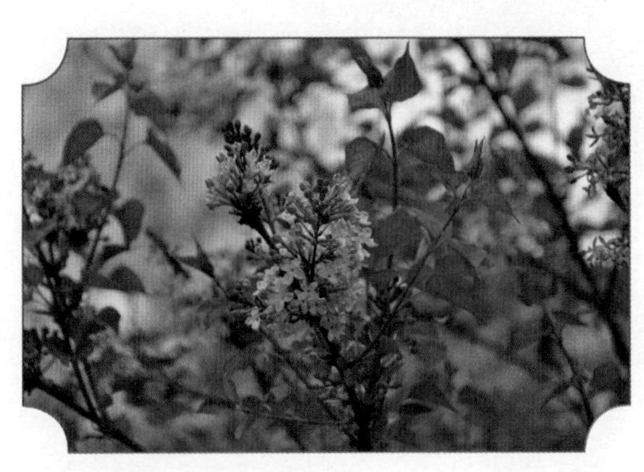

丁香是我们日常生活中常见的观赏花卉，在中国有一千多年的栽种历史。丁香花不仅种类繁多、花色娇艳，而且花香浓郁。丁香花朵纤瘦幽柔，给人欲言又止之感，而其花朵未开时，圆锥状的花蕾密布枝头，状如心形，常被古代文人墨客比作愁心不展，因而被称为“丁香结”，用来表达忧愁思虑和离愁别恨的心情。例如五代南唐中主李璟的“青鸟不传云外信，丁香空结雨中愁”，唐代李商隐的“芭蕉不展丁香结，同向春风各自愁”，宋代贺铸的“共有几许清愁，芭蕉不展丁香结”和王雱“相思只在，丁香枝上，豆蔻梢头”，无一不是把愁思系在那丁香结上。

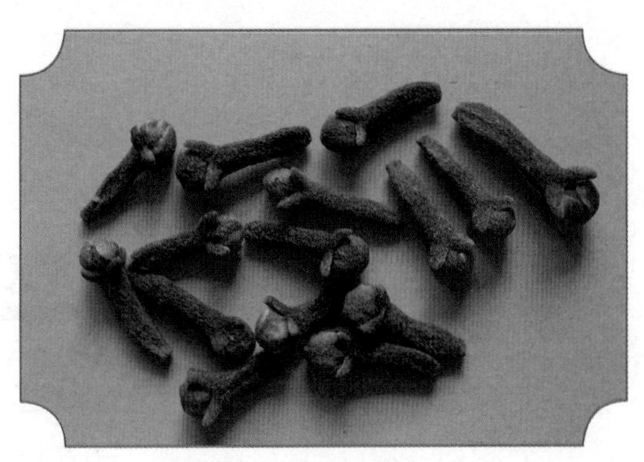

而药用丁香和观赏用的丁香花是两种截然不同的植物，药用丁香为桃金娘科植物，原产于印度尼西亚，是我国古代传统进口药材之一，因其果实种仁由两片形若鸡舌的子叶合抱而成，宛若鸡舌，故古时名曰“鸡舌香”，味辛性温，气味芳香，可用于治疗呃逆、呕吐、反胃、痢疾、心腹冷痛、疝气等病症。

药用丁香不但可以入药，还可以作为香料。西汉时期，印尼爪哇使臣来汉朝觐见皇帝，就口含丁香，吐气芬芳。口含鸡舌香面奏圣上，便成为一种常有的礼节，沈括在《梦溪笔谈》中也写道："郎官日含鸡舌香，欲其奏事，对答其气芬芳。此正谓丁香治口气，至今方书为然。"后来鸡舌香也常用来代指在朝为官、面君议政。唐代刘禹锡曾在刚被贬为郎州司马时，写过"新恩共理犬牙地，昨日同含鸡舌香"的诗句，意思是皇帝现在派我们来治理这种犬牙（蛮荒的地方）之地，而昨天我们还曾经一同口含鸡舌香（在朝堂之上共事），还有白居易的诗句"对秉鹅毛笔，俱含鸡舌香"，也是说的同朝议政。

关于鸡舌香还有一段趣闻，东汉桓帝时，有一位名叫刁存的大臣，一天上朝面奏时，桓帝赐给刁存一个状如钉子的东西，命他含到嘴里。刁存不知是何物，但王命不可违，只得将其放入口中，心想必定是皇帝赐死的毒药，下朝后便急忙回家与家人诀别。一家人悲悲戚戚，不胜悲凉。此时，恰好友人到访，听闻此事，觉得有些奇怪，便让刁存把"毒药"吐出来看看。友人察看后，认出这不是什么毒药，而是一枚上等的鸡舌香。原来刁存年迈，患有口臭，桓帝听他面奏时，难以忍受其口中的异味，又不便说明，便以这种委婉的方式提醒他。赠送鸡舌香的还有曹操，曹操给诸葛亮的《与诸葛亮书》中写道："今奉鸡舌香五斤，以表微意。"曹操以鸡舌香相赠，是向诸葛亮示好，想争取诸葛亮归降，能来和他同朝为官。

二、带雨翦来春韭香

韭菜是我们生活中的普通常见蔬菜，其叶、花均作蔬菜食用；种子是常用的中药韭菜籽，具温补肝肾，壮阳固精的作用。在我国很早就有种植韭菜的记载，《诗经·七月》里说："四之日其蚤，献羔祭韭"，意思是

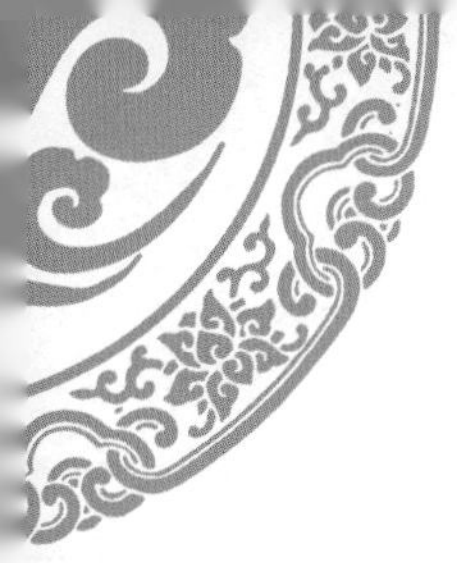

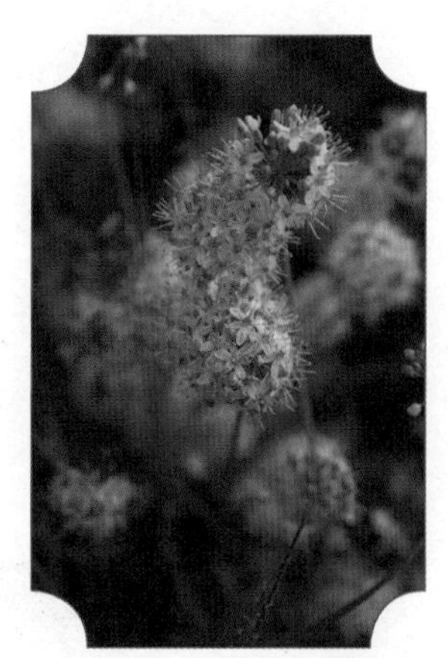

在春四月之初用小羊和韭菜来祭祀神灵；《礼记》中“庶人春荐韭，配以卵”，意思是用韭菜炒鸡蛋来祭祀祖先。可见先秦秦汉时期韭菜应该属于比较珍稀的金贵之物。元代农业著作《王祯农书》中记载：“近城郭园圃之家，可种三十余畦。一月可割两次，所易之物，足供家费。”明代王世懋在《学圃杂疏》也记录“韭最获利”，由此可以看出韭菜种植的经济效益也相当可观。

农村俗语有“香椿芽，头刀韭，顶花黄瓜，落花藕”，意思是鲜美的生蔬莫过于此四味。其中头刀韭菜，就是指春天韭菜刚长出来的第一茬。头刀韭菜经过了一个冬天的能量储存，营养价值最高，口感也最鲜美。宋书《山家清供》中记载：六朝的南齐名士周颙，清贫隐居，太子曾向他请教“菜食何味最胜？”他答曰：“春初早韭，秋末晚菘”，就是指初春头茬的韭菜和秋末晚成的大白菜。

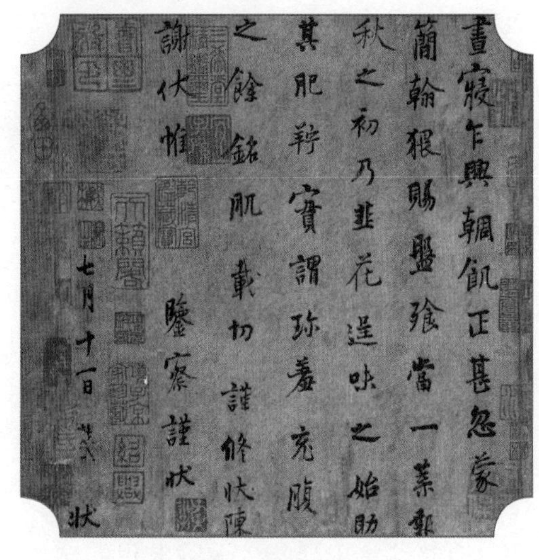
晝寢乍興輖飢正甚忽蒙
簡翰猥賜盤飧當一葉報
秋之初乃韭花逞味之始助
其肥羜實謂珍羞充腹
之餘銘肌載切謹修狀陳
謝伏惟鑒察謹狀
七月十一日 状

韭菜不仅在食用、药用方面有价值，在文人墨客的笔下也是一道翠绿的风景。如杜甫的“夜雨剪春韭，新炊间黄粱”，曹雪芹的“一畦春韭绿，十里稻花香”等诗句中都有春韭的芬芳。说到韭菜的文化，还要提到的是闻名于世的唐末五代杨凝式的行书作品《韭花帖》。《韭花帖》同王羲之《兰亭序》、颜真卿《祭侄季明文稿》、苏轼《黄州寒食诗帖》、王徇《伯远帖》并称为“天下五大行书”。杨凝式是五朝元老，官至太子太

保，一次宫中派人给他送来了一盘韭花，不知是正好赶上他饥肠辘辘，还是韭花做得别样好吃，抑或是感戴皇恩关怀，总之杨凝式吃完后，觉得沁人心脾，意犹未尽，当即写了一封《韭花帖》谢恩。行书丰厚雍容，厚重雄劲，圆浑流畅，后来一直作为宫中珍品被历代皇帝收藏，现存藏本分别藏于无锡博物院和台北故宫博物院。就这样，一盘韭花珍馐成就了一副绝世之作。

三、七年之病，求三年之艾

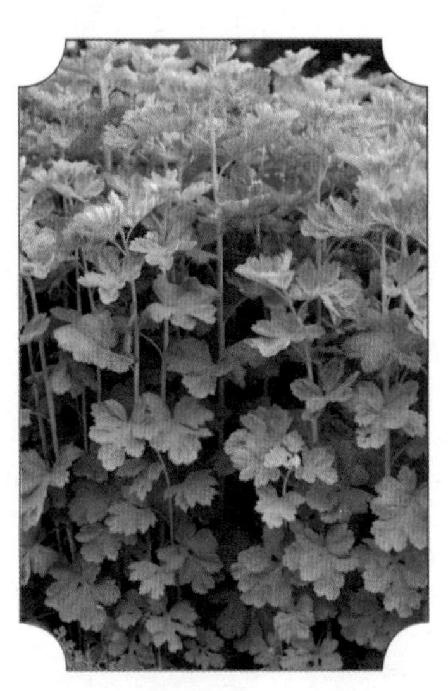

艾灸疗法自古就备受推崇，中国用艾叶来进行灸法的传统已经有数千年的历史。起初实施灸法的草药很多，《五十二病方》中就有用芥子泥、蒲席、梓叶实施灸法的记载，艾草只是其中之一。后来艾草渐渐从众多草药中脱颖而出，并最终取代其他药物，成为灸法的唯一原料。古人认为“日为天之阳，艾为地之阳”。现代科学研究也表明，艾草光合作用效率非常高，生长过程中能吸收较多的太阳热能。艾灸过程中，艾能释放大量阳气被人体吸收，循经走络，直达病灶，有效祛除寒湿邪气，治病延年。民间曾流传“家有三年艾，郎中不用来”。《孟子·离娄上》中也记载：“七年之病，求三年之艾。”都说明了艾叶具有很高的药用价值。

民谚说：“清明插柳，端午插艾。”端午期间，时近夏至，天气转热，空气潮湿，蚊虫滋生，传染病增多，而艾草具有辟邪驱瘴、预防疾病的功效，还具有清除室内异味、驱除蚊虫的功效，所以在端午节，家家户户挂艾草，用以祛除瘟疫之气，预防疾病。因此端午节也被称为中国古代的卫生节。

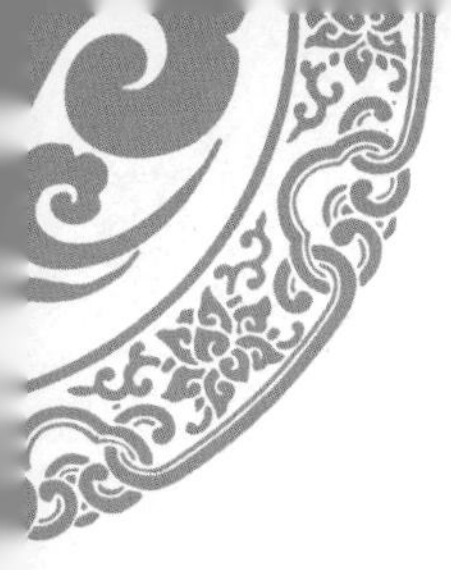

不仅在端午节，在传染病流行时期，我们也可以通过燃烧艾条等进行空气消毒和传染病的预防。

艾灸治疗具有简便验廉的特点，非常适合日常保健和疾病治疗。南宋著名的画家李唐，擅长山水和人物画，在他流传下来为数不多的作品中就有一幅《灸艾图》，图中描绘的是一位村医坐在小板凳上，正在为病人灸灼背部。此图是我国最早以医事为题材的绘画之一，现存于中国台湾省的台北故宫博物院。

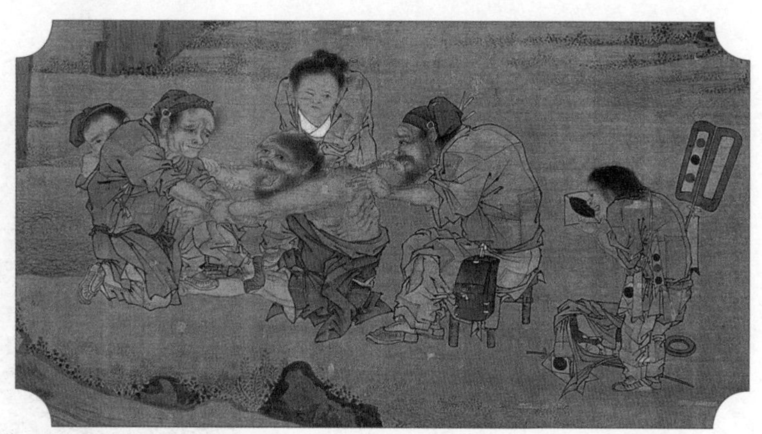

艾灸不但在民间应用广泛，历代宫廷也对艾灸情有独钟。《宋史·太祖本纪》就记载了皇帝亲自艾灸的故事："太宗病，帝往视之，亲为灼艾。太宗觉痛，帝亦取艾自灸"，宋太祖赵匡胤的弟弟，即后来的宋太宗赵光义生病了，赵匡胤急忙前去探望，并亲自手持艾条替弟弟灸疗，赵光义因艾灸灼烤而感到疼痛。赵匡胤心有不忍，于是也给自己艾灸，分担弟弟的疼痛。后来就有成语"灼艾分痛"来记载赵匡胤对弟弟的深情厚谊，也用来弘扬和赞颂手足之情。

四、薏苡谗忧马伏波

薏苡仁是我国最早开发利用的禾本科植物之一，也是我国传统的药食两用的保健食品，具有利水消肿、健脾祛湿、镇痛消炎、清热排脓和增强免疫力等功效。唐代时它就被列入宫廷膳食。

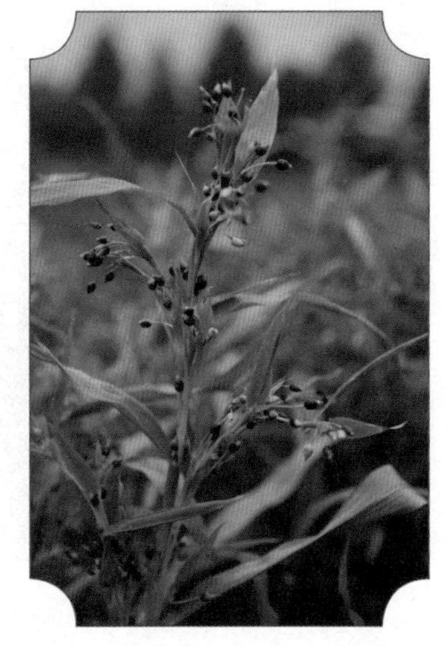

在传统的诗词文化中，这小小的薏苡仁却藏着一段污蔑陷害的冤情。据《后汉书·马援列传》记载，东汉时期交趾合浦一带（今两广、越南北部一带）出现叛乱，刘秀任命马援为伏波将军（伏波将军是古代的一种封号，伏波的意思就是降伏波涛）南征，马援大军很快就剿灭叛军，使岭南地区百姓得以安定。不仅如此，马援还兴修水利灌溉设施，造福当地百姓。不过当时南方气候湿热，军中将士水土不服，军中出现手足无力、疼痛，下肢水肿等湿气类疾病的症状，后来用当地出产的薏苡仁来祛湿除瘴，效果非常明显。南方薏苡仁果实大，马援想把它们作为种子，引入中原地区栽培种植，因此班师回朝时便载了满满一车。因为交趾合浦一带也盛产珍珠，政敌们便诬陷马援装了满满一车珍珠犀角等名贵物品。马援当众将薏苡仁倒入漓江中，谣言不攻自破。后人为纪念清廉奉公的伏波将军，将此地称为“伏波山”，山中洞称为“还珠洞”，就是现在漓江边上的“伏波胜境”。后来人们就用“薏苡明珠”形容颠倒黑白、诬蔑诽谤的行为。

历代有很多诗人都在诗词中用到“薏苡明珠”这个典故，如白居易“侏儒饱笑东方朔，薏苡谗忧马伏波”，苏轼“伏波饭薏苡，御瘴传神良；能

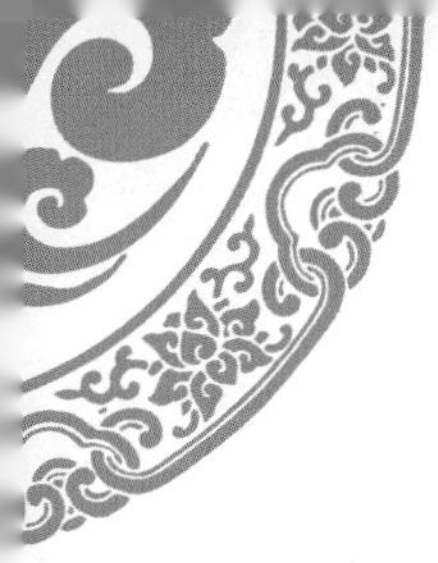

除五溪毒，不救谗言伤”，陈子昂的“桂枝芳欲晚，薏苡谤谁明”，司马光的“佳实产南州，流传却出瘴；如何马伏波，坐取丘山谤”和杜甫“稻粱求未足，薏苡谤何频”等诗句，都表达了对奸佞小人诬陷忠良的愤慨之情。

不过蒙冤的薏苡仁也有浪漫的一面，因其果实形似鸡心，古代南粤青年人常以此作为传情之物，如明代屈大均《薏珠子》中便是用薏苡禾苗来形容同甘共苦的美好爱情：“郎是苡珠儿，侬是薏珠子。自怜同一株，甘苦长相似。”

五、为有故林苍柏健

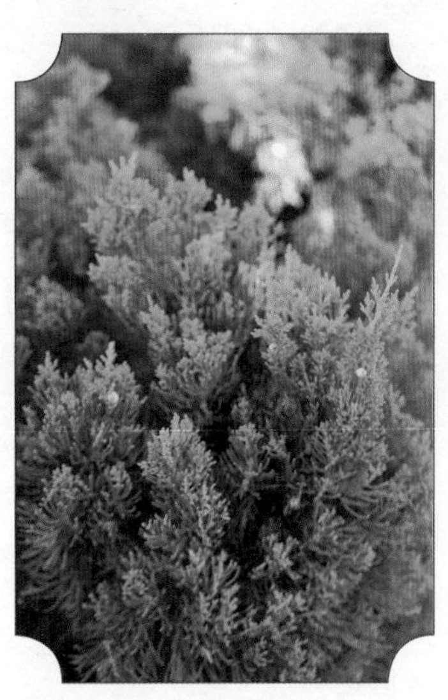

柏树和松树一样，都是经冬不凋的长青之木，因此总是与“威武不能屈”的坚贞品格和无畏精神联系在一起，正所谓“时穷节乃现，世乱识忠臣”。孔子说：“岁寒，然后知松柏之后凋也。”荀子也用松柏来比喻君子：“岁不寒无以知松柏；事不难无以见君子。”杜甫在《蜀相》中用“丞相祠堂何处寻，锦官城外柏森森”描述了武侯祠外柏树郁郁森森的景象，这正是诸葛亮一生“鞠躬尽瘁，死而后已”的写照。明朝名臣、民族英雄于谦也以柏树明志：“北风吹，吹我庭前柏树枝。树坚不怕风吹动，节操棱棱还自持，冰霜历尽心不移”。乐府诗《孔雀东南飞》中的两位男女主人公殉情后，“两家求合葬，合葬华山傍。东西植松柏，左右种梧桐。枝枝相覆盖，叶叶相交通”。松柏也象征了二人忠贞不渝的永恒爱情。

柏树清高的品格还缘于其不似他木向阳茂盛，柏树往往多西向繁茂，宋代医药学家寇宗奭曾感慨：“予官陕西，登高望柏，千万株皆一一西指。盖此木至坚，不畏霜雪，得木之正气，他木不及。”我国传统五行学说将东、西、南、北、中分别与青、白、红、黑、黄五色相对应。柏树生长时指向西方，而“西”与“白”对应，故而称其为“柏”。明代《六书精蕴》曰：“万木皆向阳，而柏独西指。柏，阴木也。盖阴木而有贞德者，故字从白。白者，西方也。”宋代陆佃在其所做的训诂书《埤雅》中写道：“柏之指西，犹针之指南也。”此外，古人在墓地多种植柏树，除了柏为阴木的原因外，还源于一种民间说法：有一种名叫魍魉（wǎng liǎng）的怪兽，总在夜间出来挖掘坟墓取食尸体，但其性惧怕柏树，所以古人常在墓地种植柏树以震慑此怪，防其作恶。

四季葱郁，高大挺拔的柏树，象征着气节、坚贞和永恒。所以很多古代坛庙、园林、陵寝等处，都有苍老遒劲、巍峨挺立的古柏，如陕西黄帝陵、山东泰山、山西晋祠等地均有树龄超过2000年的侧柏，这些古树名木，是中华民族历史悠久的象征，被人们誉为“国之瑰宝”“绿色文物”。黄帝陵有千年以上的侧柏古树3万余株，是我国最古老、保存最完好的侧柏古树群，相传“黄帝手植柏”已有5000多年的历史，被称作“世界柏树之父”。

柏树的药用价值也非常高，侧柏树的嫩枝叶是一味常用的中药——侧柏叶，具有凉血止血、化痰止咳、生发乌发的作用，如果脱发严重时，可以采摘新鲜的侧柏叶煎煮洗发。而柏树的种仁柏子仁也是一味中药，《神农本草经》称其“主惊悸、安五脏、益气、除风湿痹，久服令人润泽美色、耳目聪明、不饥不老、轻身延年”。明代医药学家李时珍在《本草纲目》将柏子仁推崇为“透心肾，益脾胃，盖仙家上品药”。这都是禀承天地之正气，“不假灌溉而能寿”的柏树赋予苍生的恩赐。

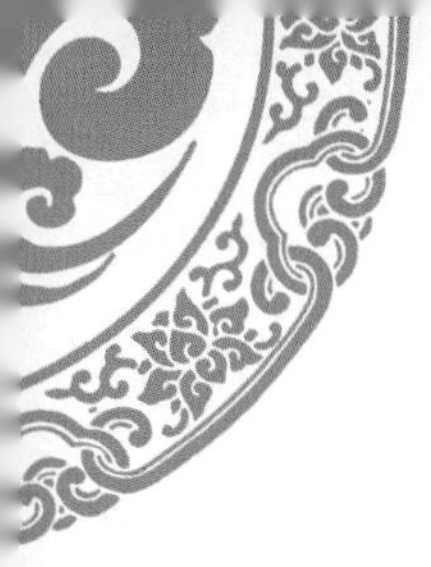

六、槐催举子著花黄

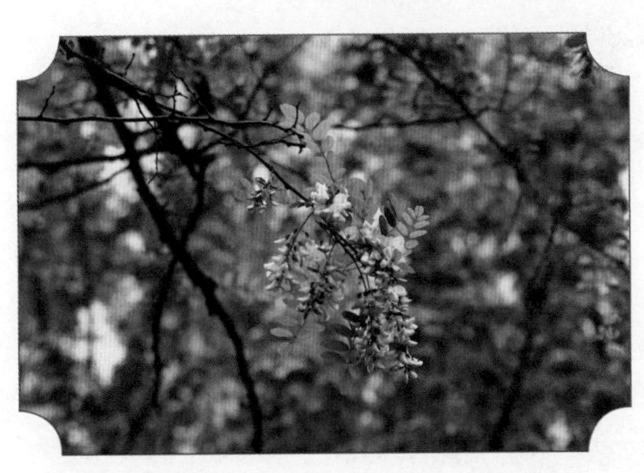

槐树的花蕾、花及果实都是常用的中药材，夏季花未开放时的花蕾，称为“槐米”，花开放后则称为“槐花”，而槐的成熟果实则称为“槐角”，又称“槐实”，三者功效相似，都具有很好的凉血止血，清肝泻火的作用，经常被用来治疗便血以及痔疮出血等。槐花还是常用的药食两用之品，槐花盛开的季节，人们常常用新鲜的槐花拌上面粉和盐，蒸一碗鲜甜可口的槐花饭。带给人们夏日清香的槐树，在传统文化中是尊贵的象征，《周礼》曰“面三槐三公焉”，即栽三棵槐树象征司马、司空、司徒的品位，因此“槐”与同样是权力和地位象征的“鼎”并称“槐鼎”，来代指执政高位。如《宋书·王弘传》中就有“正位槐鼎，统理神州”的记载。

在古代，“槐”与“怀”同音，有“怀才”的寓意，东汉郑玄曰：“槐之言怀也，怀来人于此，欲与之谋。”槐树由此便作为招觅人才的象征，而且槐花盛开的季节正是科考的时节，所以槐树便逐渐与科举考试联系在一起。如唐朝常以“槐”指代科举考试，考试的年头称为“槐秋”，举子赴考则称为“踏槐花”。唐代李淖《秦中岁时记》所写“槐花黄，举子忙”，宋代诗人黄庭坚的诗句“槐催举子著花黄，来食邯郸道上粱”等，说的都是槐花盛开时节，举人们参加科举考试的情景。《梦溪笔谈》记录了这样一段趣闻：“学士院第三厅，学士阁子当前，有一巨槐，素号‘槐厅’。

旧传居此阁者多至入相，学士争槐厅，至有抵彻前人行李而强据之者。”意思是当时的学士为了图吉利，争相入住“槐厅”，以至于常常发生刚刚到任就强行搬出前任行李物品，而抢先占有此厅的情况。

槐除了有“怀才”的意思，还有“怀念”之意，尤其是一层秋雨一层寒中凋落飘零的槐花每每和日渐衰少的蝉鸣一起，表达或离别思乡，送别离伤的情感，或日月如梭，时光荏苒的感叹，例如唐代诗人白居易《思归》中的“悠悠乡关路，梦去身不随。坐惜时节变，蝉鸣槐花枝”就抒发了魂牵梦绕的思乡之情。此外，白居易的“黄昏独立佛堂前，满地槐花满树蝉。大抵四时心总苦，就中肠断是秋天”“蝉发一声时，槐花带两枝。只应催我老，兼遣报君知”都表达了秋思忧愁的意境。除了白居易，唐代皮日休的“蝉噪秋枝槐叶黄，石榴香老愁寒霜”，宋代诗人董嗣杲《槐花》中“此树开花簌簌黄，秋蝉鸣破雨馀凉”，贾岛“早蝉孤抱芳槐叶，噪向残阳意度秋”，唐代杨凝的“蝉吟槐蕊落，的的是愁端”等诗句，都用秋风中的槐和蝉诠释着时光易逝的感伤情怀。

《说文解字》曰：“槐，木也，从木，鬼声。”“槐之言归也，情见归实也”，古人认为在槐树下察理讼诉，能够做到断案公正。因此古代衙门内往往栽种槐树，象征着庄重威严、忠诚正义，因此衙门又常被称为“槐衙”。正因为槐树有如此多的政治色彩，因此历史上有很多典故都与槐树有关。例如《晏子春秋》记载了一段与槐树有关的史实：齐景公很喜欢槐树，还制订了“犯槐者刑，伤槐者死”的规定。一次，有人误伤了槐树被抓，这人的女儿去找时任宰相的晏子，叙述了自己的看法：“以树木之故罪法妾父，妾恐其伤察吏之法，而害明君之义也。邻国闻之，皆谓吾君爱树而贱人。”意思是因为无意损害了一棵槐树，就要治我父亲的罪，这样做会伤及本应真正区分是非的法令，也会损害英明君主的道义，邻国要是听说此事，也会说我们的国君重视树木而轻视人命。晏子将此情向齐景公作了汇报，景公颇受感动，遂令“罢守槐之役，废伤槐之法，除犯槐之囚”。

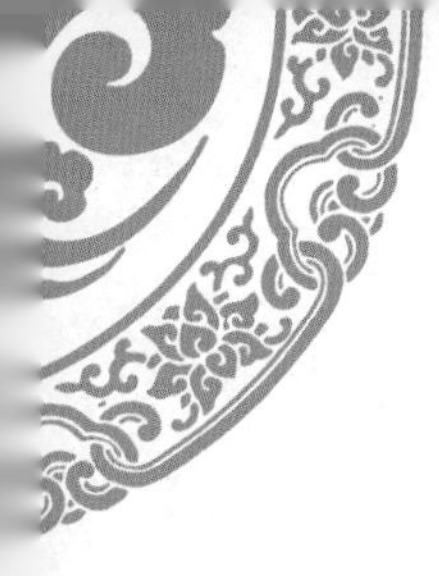

历史上还有一个“触槐而死”的典故，讲的是晋灵公执政时期，贪图享乐，残虐不仁，受到了正直的佐政大夫赵盾的多次劝谏，晋灵公不胜其烦，便命大力士鉏麑（chú ní）去刺杀赵盾。一天黎明前，鉏麑潜入了赵盾家，发现赵盾勤于国事，早已穿戴好准备上朝，因为时间还早，就坐在那里念叨准备劝诫大王的话。赵盾的勤勉和正直感动了鉏麑，鉏麑为难地感叹：“不忘恭敬，民之主也。贼民之主，不忠。弃君之命，不信。有一于此，不如死也。”意思是一个不忘自己使命的人是为人民做主的人，刺死这样的人，我就是不忠。可违背君王的命令，则是没有信用。左右为难之下，便一头碰死在门口的槐树下。

七、投以木瓜，报以琼琚

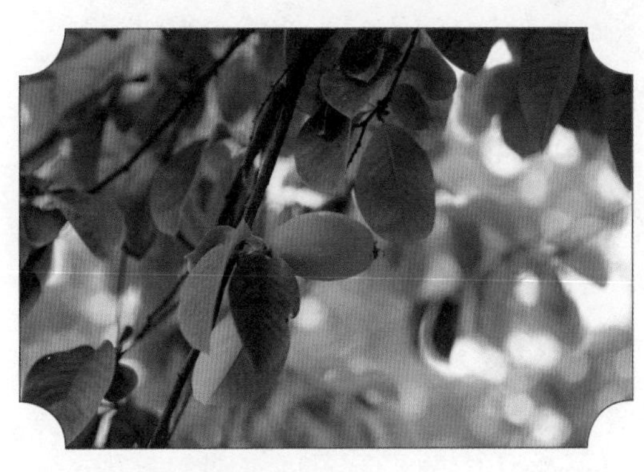

诗经《国风・卫风》“投我以木瓜，报之以琼琚。匪报也，永以为好也”，写的是两个人之间礼物的相互赠送，更像是一对青年男女互赠信物的场景，你赠送的是瓜果桃李，我回赠的是琼瑶美玉，表达的是对对方情意的珍视，也是一种爱慕之情的表露。

这诗歌中所提到的木瓜，可不是我们平时作为水果的木瓜，水果木瓜属于番木瓜科，故又称“番木瓜”，番木瓜原产于南美洲，大约 17 世纪才传入我国，所以《诗经》里的木瓜是我国一种蔷薇科的传统木瓜品种。《本草纲目》中记载：“木瓜处处有之，而宣城者最佳”，故又有“宣木瓜”之称。“宣木瓜”远远地看去像是梨子挂在树上，亦称“铁脚梨”，其果实一般不

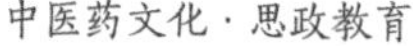

生食，多作药用，具有祛湿舒筋活络、和胃化湿的功效，可以用来治疗湿痹拘挛，风湿关节疼痛，暑湿吐泻，腿肚转筋，痉挛水肿等病症。宋代著名医学家许叔微在《普济本事方》中就曾记载了一个关于木瓜治病的典故：安徽广德的顾安中患有足膝疼痛水肿之疾，曾经外出乘船数日，其在船上时常将两腿放在一个装货的袋子上休息，几天后下船时发现腿疼水肿的症状居然消失了，便问询货袋中装有何物，后得知是满满一袋木瓜。顾安中回家后便购买很多木瓜放入房间，腿疾再没复发。宋代笔记体小说《清异录》中记载了一个叫段文昌的人用木瓜树之木，制成脚盆每日洗脚，健脚膝十分有效。

不过有被木瓜不知不觉治好病的故事，也有被木瓜莫名其妙引起疾病的事情。清代汪昂《本草备要》中就记载了这样的情况：清朝一艘辽国船只途经金陵时，船员们非常喜爱木瓜的芳香，购买了数百颗放在船上，不久全船人都出现了小便难以排出，小腹胀痛不堪的病症，服用各种利尿通利之药都不能奏效，遂请安徽名医郑奠一上船诊治。郑闻到船上四面皆木瓜之芬芳，便笑着对众人说："把这些木瓜扔掉，你们的小便就会很快通畅。"船员们赶紧将所有的木瓜投入江中，果然"溺皆如旧"。元代罗天益在《卫生宝鉴》中也记载了同样的案例：太保刘仲海每天都要进食数片木瓜，结果跟他一起吃木瓜的人，都出现了小便淋漓不畅的病症，找到罗天益求诊。罗医生察问病情后，让患者停食木瓜，不久小便就恢复了正常。这说明木瓜有让人出现小便不通的作用。

通过上面的故事趣闻，我们能够洞悉这样一个事实，那就是很多植物本草的功效和副作用，也许就是在日常生活中的不经意间被偶然发现的，除了历代本草学家"神农尝百草，一日而遇七十毒"的探寻和研究，临床医家"用之皆效""后治数人多效"的实践和积累，人民群众的经验体会和发现尝试，也一同书写和赋予了中华本草的辉煌使命。

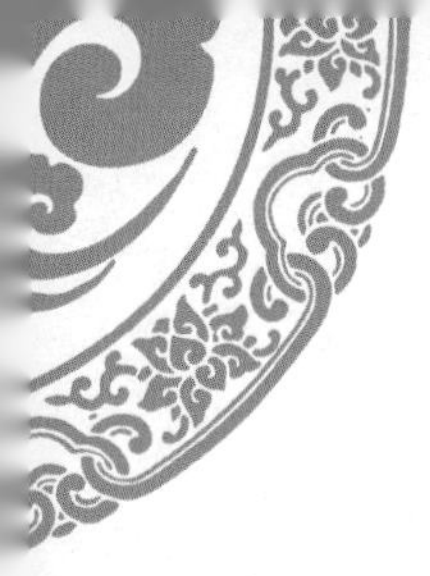

八、满山椒熟水云香

花　椒

欣忻笑口向西风，喷出元珠颗颗同。
采处倒含秋露白，晒时娇映夕阳红。
调浆美著骚经上，涂壁香凝汉殿中。
鼎餗也应知此味，莫教姜桂独成功。
——宋·刘子翚

花椒是我们生活中常用的药食两用之品，这首诗描写了花椒树结出果实的景象，也提到它不仅出现在屈原的《离骚》诗篇中，还可以被涂在皇室宫殿的墙壁上，还应该跟生姜、桂皮等一起作为调味品出现在鼎中的美食里。

花椒一名，最早有文字记载是在《诗经》里。《诗经》收载的是西周时期的民间诗歌，说明我国在3000年前就已经使用花椒了。在先秦时代，花椒是以香料的身份出现在祭祀和敬神等场合的。《楚辞》中说："椒，香物，所以降神。"《离骚》中"巫咸将夕将兮，怀椒糈而要之"，意思是巫咸神将于今晚降临，我准备花椒精米饭供他。

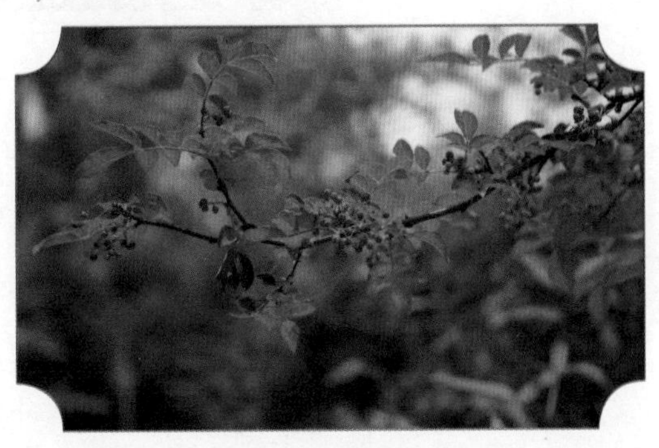

《诗经·国风·唐风》用"椒聊之实，蕃衍盈升。彼其之子，硕大无朋"描绘了花椒树结实累累，果实聚簇众多的样子，花椒因此也被赋予了"子孙众多、人丁兴旺"的寓意，象征着多子多福。古代人认为花椒

的香气可辟邪，且花椒辛温，可以改善虚冷的体质，提高受孕的概率，因此汉代王室多以花椒和泥涂壁，使其宫殿温暖、芳香，“椒房”也由此得名。《汉官仪》记载“皇后以椒涂壁称椒房，取其温也”，班固《西都赋》也记载“后宫则有掖庭椒房，后妃之室”。后来椒房也渐渐被用来指代宫中后妃，如《红楼梦》第十六回中有“每月逢二、六日期，准椒房眷层入宫请候”等描写。唐代白居易《长恨歌》里就也曾写到“椒房阿监青娥老”的诗句。

花椒入药最早见于《神农本草经》，它具有“芳香化浊，温热驱寒”等功效，具有温中散寒、除湿开胃、杀虫止痒等作用。此外，花椒的种子——椒目也是一味常用的中药，具有利水消肿，降气平喘等作用，适用于水肿胀满、痰饮咳喘等病证。

日常做菜我们常用到花椒。花椒能去鱼肉腥气，《本草经疏》提到花椒能“虫鱼毒者，以其得阳气之正，能破一切幽暗阴毒之物也”。《本草纲目》记载花椒具有“坚齿、乌发、明目，久服好颜色，耐老、增年、健神”的功效。花椒这么神奇，我们烹饪美食的时候，除了葱姜蒜，不要忘记加几粒花椒啊！

九、三味书屋话覆盆

鲁迅在《从百草园到三味书屋》曾写道：“如果不怕刺，还可以摘到覆盆子，像小珊瑚珠攒成的小球，又酸又甜，色味都比桑椹要好得远。”覆盆子树的枝干上长着倒钩刺，所以在中草药中它有一个十分形象的名字——“悬钩子”。

覆盆子不仅好吃，还可以入药，具有益肾固精缩尿，养肝明目之功效。常用于肝肾虚弱，目暗昏花等病症。《本草纲目》记载覆盆子“益肾固精，

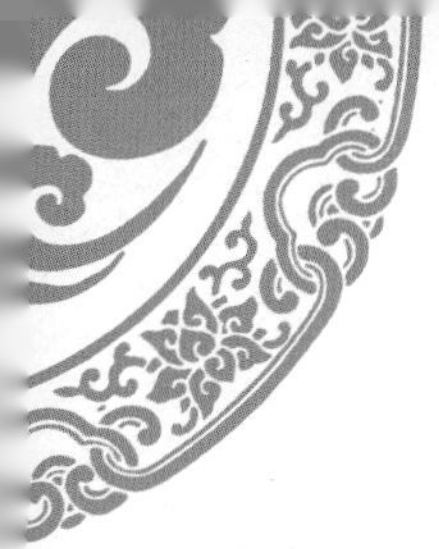

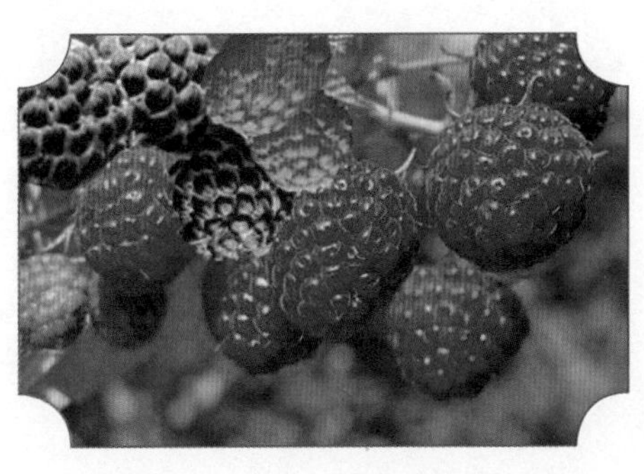

补肝明目，缩尿”，可以泡服覆盆子酒治疗“虚寒遗尿”。《名医别录》也称它为“金玉之品”，具有“益气轻身，令发不白”的功效。据记载，东晋医学家葛洪曾患有“夜尿症”的毛病，久治不愈。一次他到山中采药时，发现一些带刺的树枝上有许多红色的小野果，葛洪当时正好饥渴难忍，便一口气吃了很多这种小果子，结果当天夜里，葛洪一次也没有起来如厕，一觉睡到大天亮。从此，葛洪便把这种果子列为补肾固精治遗尿的药物，并为之命名曰“覆盆子”，意思是吃了它，从此晚上可以把尿盆倒覆起来不会再用到了。

文学家苏轼就曾在给朋友的信中，提到含有覆盆子的中药方，还特别强调一定要用真正的覆盆子，并介绍了分辨真假覆盆子的方法：“覆盆子若不真，即无效。前者路傍摘者，此土人谓之插秧莓，三四月花，五六月熟，其子酸甜可食，当阴干其子用之。今市人卖者，乃是花鸦莓，九月熟，与《本草》所说不同，不可妄用。”

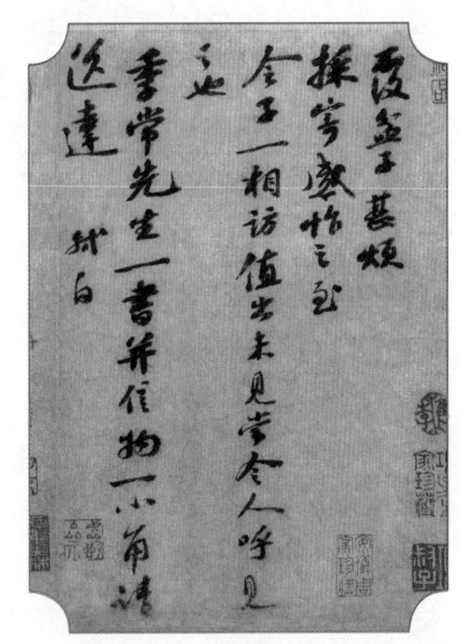

覆盆子甚烦
採寄感怍之至
令子一相访值出未见当令人呼见
之也
季常先生一书并信物一小角请
送达
轼白

苏轼似乎对覆盆子情有独钟，他贬谪到湖北黄州期间，朋友杜道源采摘了新鲜的覆盆子让儿子去送给苏轼，而去时苏轼正好外出，回家后，品尝到这新鲜的覆盆子，感念朋友的挂念，便写了一封感谢信表达谢意：“覆盆子甚烦采寄，感怍之至。令子一相访，值出未见，当令人呼见之也。季常先生一书，并信物一小角，请送达。轼白。”意思是：

烦劳您采了覆盆子给我寄送过来，不胜感激。令郎到访时，正赶上我外出，所以没有见面，家里本应当派人去叫我回来见一下的。随本贴捎去季常先生的一封信，连同信物，拜托您转交送达，苏轼写。后来友人将这幅《覆盆子帖》珍藏起来，成为传世书法，现收藏在台北故宫博物院。

想来这鲁迅三味书屋中红珊瑚一样美丽的覆盆子，既有让人忍俊不禁的名字，又有千古珍藏的传世名帖，可谓是意味深长了。

十、最是橙黄橘绿时

赠刘景文

荷尽已无擎雨盖，菊残犹有傲霜枝。

一年好景君须记，最是橙黄橘绿时。

——宋·苏轼

这是北宋文学家苏轼送给好友刘景文的一首勉励诗。描写的是初冬的景色。前两句歌颂“尽荷残菊”凌雨傲霜的气节，后则用“橙黄橘绿”来勉励朋友，坚信困难终会克服，全诗托物言志，意境高远。孔子说“岁寒，然后知松柏之后凋也”，在作者看来，橘树和松柏一样，也具有这种高尚的品格。所以这“荷菊”两种夏、秋之主花都已衰残的季节，却是橙黄橘绿装点的一年之中最美好的风景。

也正因为此，橘树一直是受人称颂的“嘉树”，《晏子春秋》中说“橘生淮南则为橘，生于淮北则为枳”，意思是橘树只有生长于南方，才能结出甘美的果实，迁徙北地，就只能长成苦涩的枳实，因此屈原就曾作《橘颂》歌颂橘树“受命不迁，生南国兮”的坚贞节操，屈原用橘树这种忠贞不移的秉性，来表达自己矢志不渝的爱国情怀。朱熹在《楚辞集注》云：“旧说‘屈原自比志节如橘，不可移徙’，是也。……言橘之高洁，可比伯夷，

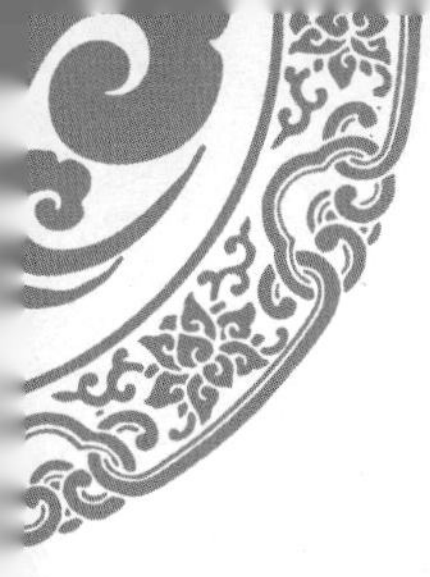

宜立以为像而效法之，亦因以自托也。”唐代张九龄的诗句“江南有丹橘，经冬犹绿林。岂伊地气暖？自有岁寒心”，同样也是歌颂橘树的执着不屈。

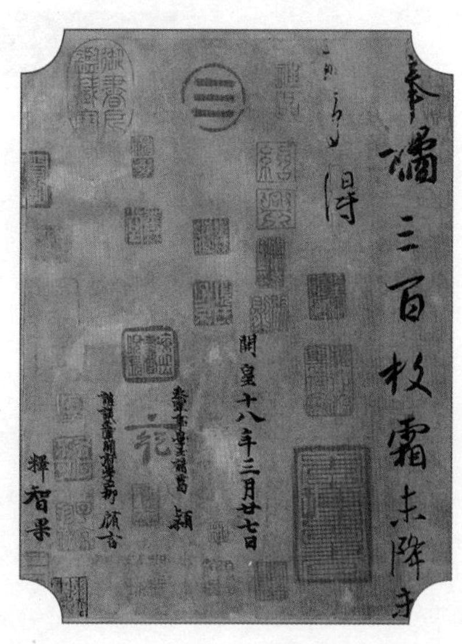

嘉木之橘树似乎也有梅花“不经寒彻骨，哪得扑鼻香”的清傲，它的果实也要经过霜打后才更加甘醇甜美。书圣王羲之曾从自己的果园里摘了一筐橘子送给友人，并附一张留言：“奉橘三百枚，霜未降，未可多得。”意思是，未经过霜降的橘子口感还不够好，所以没多摘，只奉上三百枚先尝吧。这十二字的便签墨宝从此就被装裱保存下来了，成为流传千古的《奉橘帖》。唐代诗人韦应物有诗句说：“书后欲题三百颗，洞庭更待满林霜。”用的就是《奉橘帖》的典故。南朝文学家刘孝标也就此帖，专门作《送橘启》一文，描绘了经霜后橘子之美味。

但是橘子好吃，却不宜食用过量，吃太多会患胡萝卜素血症，皮肤呈深黄色，如同黄疸一般。据载，明代文史学家张岱的叔父嗜好吃橘，曾“橘熟，堆砌床案间，无非橘者，自刊不给，辄命数僮环立剥之”，最后就是吃到手脚都呈现黄色。所以橘虽味美，但美物不可多用啊！

橘树不仅能结出甘美的果实，其药用价值也很高，其成熟果实的果皮就是我们熟悉的中药陈皮，具有健脾化痰的功效，而未成熟果实的果皮则为中药青皮，功效则为疏肝理气。此外，橘叶、橘核和橘络也都可以入药。橘络就是橘子果肉表面的丝络，具有化痰理气、通络止痛的功效，所以我们食用橘子时其实不用剥除这些橘络。

十一、春来荠美忽忘归

荠菜自古就是春日野菜中最受欢迎的一款，被认为是“富人立春日尝鲜，穷人三春度饥荒”之菜。《诗经》里有“其甘如荠”的诗句，说明在西周时，荠菜就已经被列为甘美的菜蔬了。荠菜吃法多样，无论是炖煮炒煎，还是做馅料、入羹汤、包水饺，都味道极佳。美食家苏轼对荠菜就情有独钟，他写下“时绕麦田求野荠，强为僧舍煮山羹”，而在《与徐十二书》中则记录了荠菜羹的做法：“今日食荠极美……虽不甘于五味，而有味外之美，其法取荠一二升许，净择，入淘米三合，冷水三升，生姜不去皮，捶两指大，同入釜中，浇生油一砚壳，当于羹面上……”，并夸赞这种做法的荠菜羹“君若知此味，则陆海八珍，皆可鄙厌也”，即你若是按照我这种方法吃荠菜羹，那山珍海味也都被弃之不用了。

除了苏轼，陆游也对荠菜的美味赞赏有加，“残雪初消荠满园，糁羹珍美胜羔豚”“手烹墙阴荠，美若乳下豚”，认为荠菜羹粥，比得上那乳猪美食；“日日思归饱蕨薇，春来荠美忽忘归”的诗句，也无不流露出陆游对春日荠菜的喜爱之情。

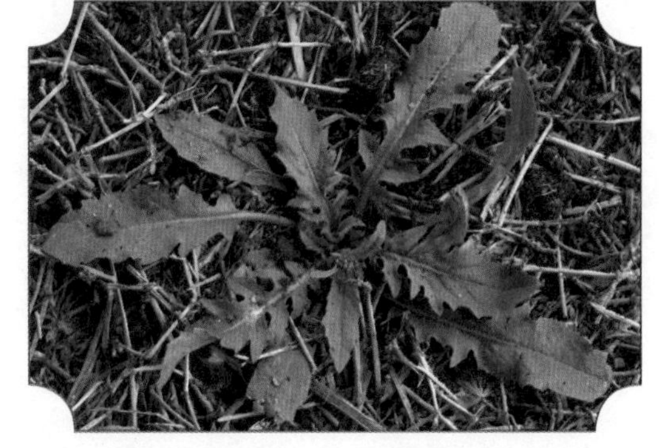

荠菜在万物萧条的严寒萌发，在春寒料峭中生机蓬勃地率先传达着春回大地的讯息，因此也被称为“报春菜”。晋代夏侯湛称赞荠菜“钻重冰而挺茂，蒙严霜以发鲜”，颂咏荠菜花凌寒而出的松梅品格。辛弃疾的词句“城中桃李愁风雨，春在溪头荠菜花”，说的也是当桃李害怕风吹雨打不

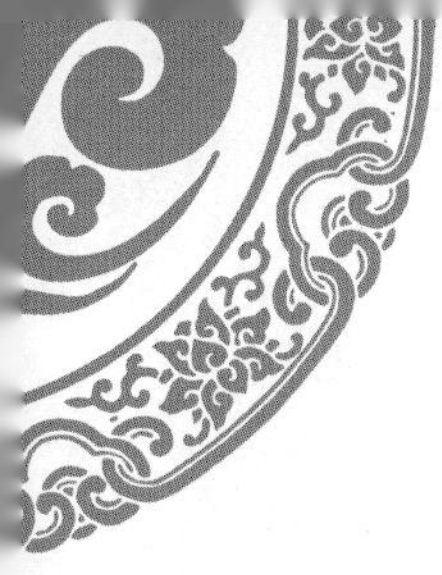

敢贸然开放的初春，溪头的荠菜花却不畏惧傲然迎春而开。

在这冬春严寒未去的饥寒年节，荠菜不畏冻土，冒出头来救济苍生，为不少穷困之人解决了温饱的困厄，因此又被称为“护生草”。李时珍在《本草纲目》中写“荠生济济，故谓之荠”，古有诗句赞其“薄饭不能羹，墙阴老春荠”。宋代著名政治家范仲淹，年少时曾在醴泉寺勤苦读书，每日“惟煮粟米二升作粥，一器盛之，经宿遂凝，刀割为四块。早晚取二块，断荠菜十数茎于盂，暖而啖之”，即每日煮粟米粥，冷却后切为四块，早晚各食两块，切上腌制的荠菜果腹充饥。“五年之中未曾解衣就枕，起居饮食人所不堪，而仲淹不苦也。”他对荠菜等野菜腌制的咸菜也是有着浓浓的情感，写下了“陶家瓮内，腌成碧绿青黄；措大口中，嚼出宫商角徵”这样富含情感的语句。

民谚唱“三月三，荠菜当灵丹”，荠菜被古人誉为“灵丹妙药”，民谣有“春食荠菜赛仙丹”的赞誉。荠菜的药用价值很高，全株都可入药，具有健脾利水，止血明目的功效，其花与籽尤善止血。可以治疗痢疾、水肿、便血、目赤疼痛等病症。所以荠菜又有“护身草”的美名。初春时节，不妨踏青采来鲜香的荠菜，烹饪一道芬芳的美食，感受一下这“灵丹”的妙处。

十二、东坡海南食美蚝

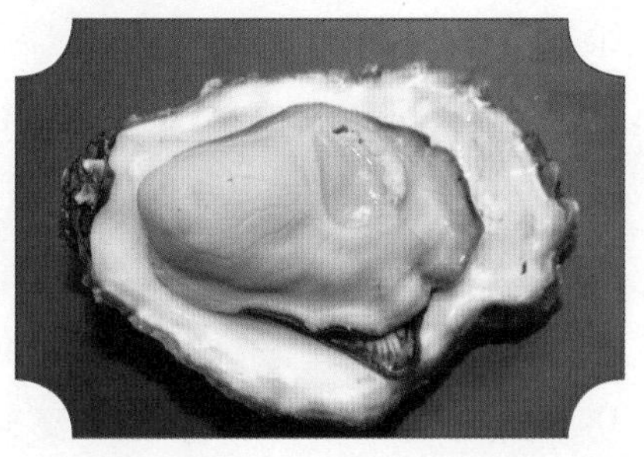

牡蛎俗称海蛎子、生蚝。牡蛎肉鲜味美、营养丰富，吃法甚多，所以最常见的吃法就是直接放入锅里蒸食。有乾隆年间诗人刘储鲲《烧蛎诗》为证：“不用溉釜鬲，连壳付火燎。啖之清心脾，天然味更好。”当真是“天然去雕饰”，

因其质嫩味美，刚从礁石上剥出来的新鲜牡蛎甚至可以生吃，所以海边有“生吃蛎子活吃虾”之说。沿海渔民经常在礁石上撬开牡蛎上壳，生食其肉。

美味的牡蛎甚至可以让人忘却烦忧，明代文学家陆树声《清暑笔谈》中记载：“东坡在海南，食蚝而美，贻书叔党曰：‘无令中朝士大夫知，恐争谋南徙，以分此味。’使士大夫而乐南徙，则忌公者不令公此行矣。或谓东坡此言，以贤君子望。”这段话讲的是苏东坡被流放至当时属于偏远蛮夷之地的海南，在那样恶劣的环境和凄惨的境遇中，他却能“食蚝而美”，还写信给儿子调侃不要让其他官员知道这里有美味的生蚝，不然他们都会争着要调过来跟他抢牡蛎吃。当然这不仅仅是因为牡蛎确实美味，百吃不腻，这也是苏轼达观豁朗和超脱世俗的性格使然。

牡蛎不仅味道鲜美，还具有独特的保健功能和药用价值，牡蛎肉含锌量居人类食物之首。《本草纲目》中记载了牡蛎肉有治虚弱、解丹毒、消渴等药用价值。隋朝崔禹锡的《食经》记载牡蛎“治夜不眠，志意不定”，唐代《食疗本草》中记载牡蛎“火上炙，令沸，去壳食之，甚美。令人细润肌肤，美颜色”。而厚厚的牡蛎壳也可以入药，用于惊悸失眠、眩晕耳鸣、肿块结节、自汗盗汗、遗精崩带、胃痛泛酸等多种病证。

牡蛎不仅是药物、食物，在历史上还曾经作为一种建筑材料用于桥梁的建设。福建泉州的“蚵壳厝”就是以牡蛎壳为外墙材料建造的房子。泉州是古代海上丝绸之路的起点，宋元时期东方第一大港，当时载满丝绸、瓷器、茶叶的商船返航的时候，由于货物都销售搬空，重心不稳不利于航行，沿岸的牡蛎就被收集来放到船舱里，而那时的富裕之地泉州，因经常受到邻海日本倭寇的侵扰，房屋经常被毁损，当地的居民便就地取

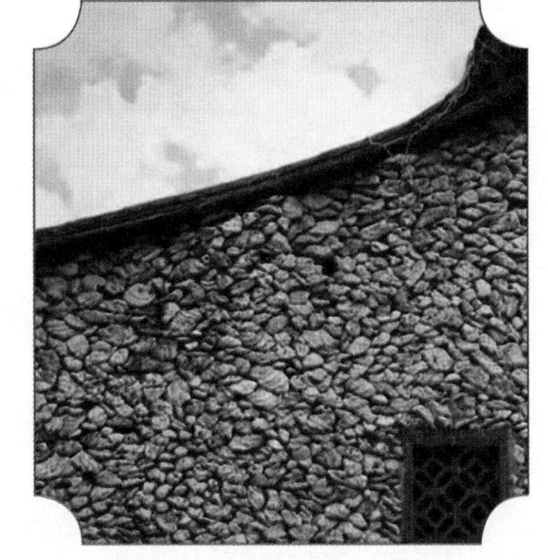

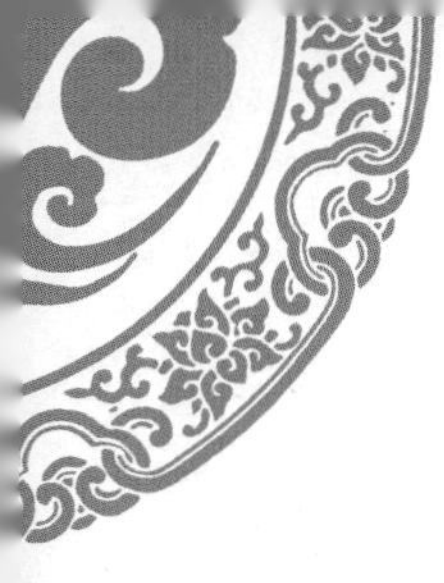

材，用载回来的牡蛎壳嵌在房屋外墙，牡蛎壳层层叠放，错落有致，不仅简朴美观，而且十分坚固耐损，因此有“千年砖、万年蚵”的美誉，此外“蚵壳厝”还有不积雨水、冬暖夏凉、隔音的特点，非常适合海边潮湿环境。

除了“蚵壳厝”，泉州的“洛阳桥”也是以牡蛎为主要建筑材料建成的，历史上有“北有赵州桥，南有洛阳桥”的说法。福建泉州的洛阳桥是北宋名臣蔡襄主政泉州时修建的，泉州自唐代以来就跃升为第一大港，往来商旅北上的行程被洛阳江阻隔，须渡船才能过，而又因潮水险急，险象环生，建桥已成为当务之急。而涨潮时波浪滔天，石桥很难立住根基，多次修建均未成功。蔡襄等人想到了一个就地取材的办法。《宋史·蔡襄传》载：“襄立石为梁，其长三百六十丈，种蛎于础以为固，至今赖焉。”即先在水底投下巨石，使江底形成一条矮石堤，然后在堤上建桥墩，这就是有名的“筏形结构”，然后在桥墩石基上种牡蛎，牡蛎外壳的附着力强，生长速度快，一旦附着在礁石上，便很快形成大量的碳酸钙物质，非常坚固，可以把桥基和桥墩自然地连接为一个整体。当时为了保护桥墩上的牡蛎，泉州地方官下令：若有捕捞洛阳桥附近“蛎房”者，须坐牢两年。

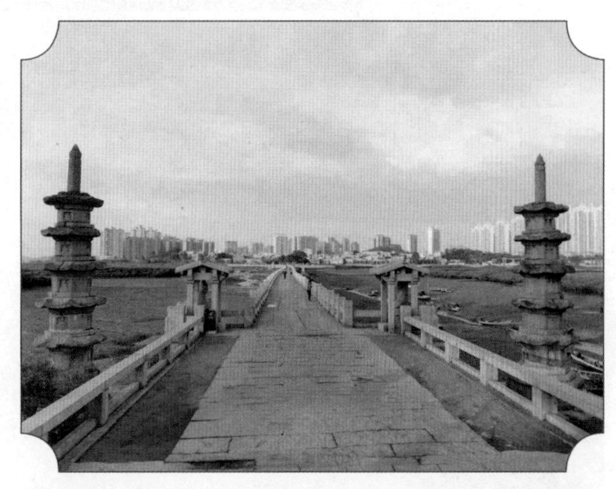

直到 19 世纪，欧洲人才开始使用洛阳桥的“筏形结构”，而使用种牡蛎固基的办法，则创造了世界上把生物学应用于桥梁工程中的先例。

十三、笑看蟠桃几度芳

国风·周南·桃夭

桃之夭夭，灼灼其华，之子于归，宜其室家。
桃之夭夭，有蕡其实，之子于归，宜其家室。
桃之夭夭，其叶蓁蓁，之子于归，宜其家人。

——《诗经》

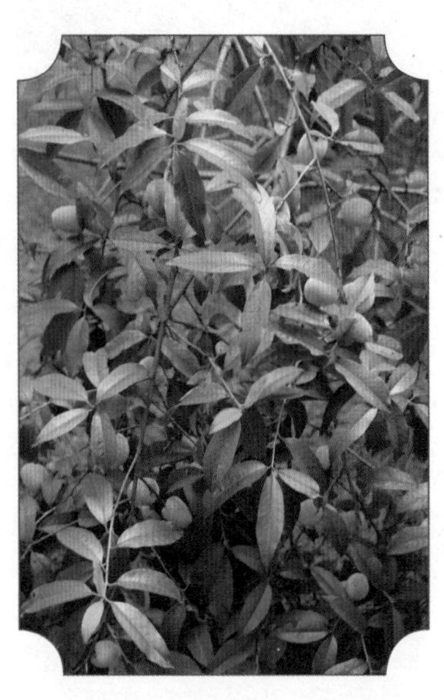

这是《诗经》中的一首诗，写的是女子出嫁的情境，祝愿新人生儿育女，使子孙后代象桃树一样枝叶茂盛，果实累累。所以古人常用“既和周公之礼，又符桃夭之诗”作为婚礼的贺词。诗经中除了这一首诗，还有“园有桃，其实之肴”“投我以木桃，报之以琼瑶”等对桃赞美的诗句。后世歌咏桃树的诗词更是不胜枚举，如白居易的“人间四月芳菲尽，山寺桃花始盛开”，崔护的“去年今日此门中，人面桃花相映红”，杜甫的“桃花一簇开无主，可爱深红爱浅红？”等等。

桃树不仅有观赏和食用价值，它还具有很高的药用价值，《神农本草经》上就记载“玉桃服之，长生不死”。而汉代东方朔在《神异经·东荒经》中记录：“东方有树，高五十丈，叶长八尺，名曰桃。其子径三尺二寸，小核味和，和核羹食之，令人益寿。食核中仁，可以治嗽。小桃温润，既嗽，人食之即止。”意思是：用它的核熬汤喝，可以延年益寿；吃它核中的果仁，可以治咳嗽。这都说明，我们

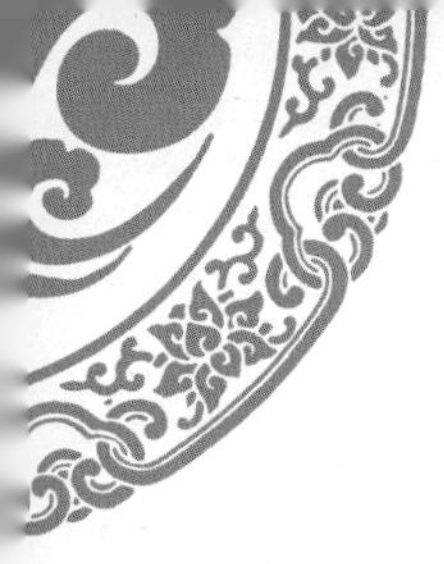

的祖先在很久以前就认识到桃的药用价值。桃树一身都是宝，桃核里面的桃仁也是一味具有活血祛痰、润肠通便作用的常用中药。而妩媚娇艳的桃花也具有活血化瘀、美容养颜的功效，《神农本草经》中称它“令人好颜色”，李时珍在《本草纲目》中还记录了一个桃花治疗癫狂病的故事：唐代时一位妇女因丈夫亡故，思虑悲伤过度得了癫狂症。一天晚上，她破窗而出，攀爬上树。时值桃花盛开，一夜之间，她竟将一树桃花尽数吃光。次晨家人发现，连忙把她接下树来，发现她的狂病竟霍然而愈，这正是桃花消积散瘀治疗癫狂的功效。

在历代很多药物古籍中都记载桃树的叶子有解毒杀虫的功效，可以用来治疗很多皮肤疮毒、湿疹等疾病，而桃树树干受损后分泌的桃胶在《本草纲目》中也有“和血益气，止痛”功效的记载。此外，马王堆出土帛书《五十二病方》中还载有以桃枝治疗男子疝气的方法。

也许正是因为桃树全身上下都是有用之物，因此在传统文化中就被赋予了神圣的色彩。《礼记》中就记录了桃被列为祭祀神仙的五果（桃、李、梅、杏、枣）之一。神话故事里如王母娘娘生日就是用的蟠桃，古代神话志怪小说《汉武内传》中讲了西王母请汉武帝刘彻吃仙桃，刘彻还想留下种子回去种植，西王母说“此桃三千年一著子，非下土所植也”，意思是桃不是凡间能长出来的。还有传说孙膑 18 岁离开家乡到千里之外的云蒙山拜鬼谷子为师学习兵法。一去就是 12 年，在母 80 岁生日那天，师父摘下一个桃送给孙膑，让他回去给母亲拜寿，没想到老母亲吃完桃，容颜就变年轻了。所以，在神话故事中，桃就是一种无上仙品。这也许就是给老人祝寿要蒸寿桃面食的缘故。

而在我国传统民俗中，桃木被认为吸收了五行之精气，是可以制服百鬼的仙木，因此具有避邪的作用。南朝《荆楚岁时记》中就记载“桃者五行之精，压伏邪气，制百鬼”。而《山海经》里记夸父追日，临死前将手杖抛出，化成了一片桃林。夸父是追赶太阳的英雄，桃林是他的手杖变成，

自然便蒙上了神气，可驱除鬼怪。我国最早的春联都是用桃木板做的，又称桃符，如宋代王安石的《元日》：“千门万户曈曈日，总把新桃换旧符。”陆游也有诗记载：“半盏屠苏犹未举，灯前小草写桃符。”

关于桃的文化典故还有很多，如：晋代陶渊明就用《桃花源记》描述了一个与世隔绝不遭战祸的安乐而美好的地方；而“桃园三结义”讲的是当年刘备、关羽和张飞，为了共同干一番大事业的目标，意气相投，选在一个桃花盛开园林进行结拜。这些都无不为民俗中桃的神圣存在增添了浓墨重彩的一笔。

十四、五月榴花照眼明

石　榴

榴枝婀娜榴实繁，榴膜轻明榴子鲜。

可羡瑶池碧桃树，碧桃红颊一千年。

——唐·李商隐

李商隐这首《石榴》描写了硕果累累的石榴树在风中摇曳多姿，石榴果实里面的一层薄如蝉翼的白膜包裹着鲜艳欲滴的石榴籽。天宫瑶池的碧桃树有什么值得羡慕的，要等那碧桃红了熟了需要千年的时间，哪像这实实在在的石榴每年都能结出这鲜美的果实。

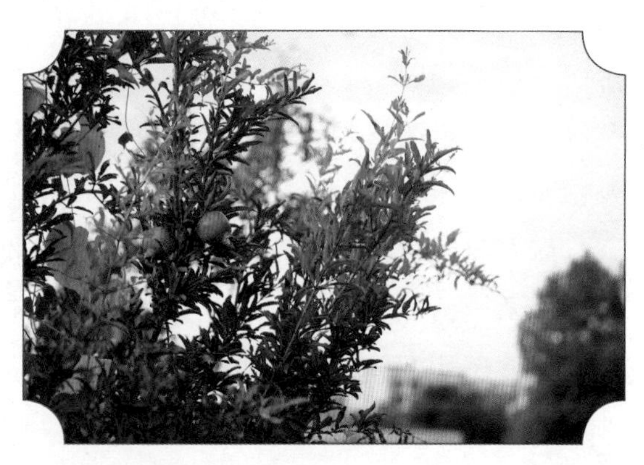

石榴虽然不比那神话中的瑶池碧桃，但却自古就备受人们的喜爱。石榴原产地不是中国，晋代《博物志》中载：“汉

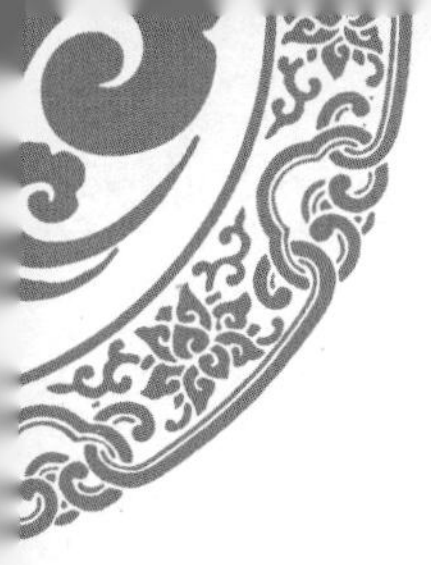

张骞出使西域，得涂林安石国榴种以归，故名安石榴。”据载，汉武帝元狩四年（公元前 119 年），张骞出使西域，来到了安石国（今布哈拉）。安石国当时正值旱灾，张骞便将汉朝兴修水利的方法告诉他们，安石国王赠送了安石国石榴种子，被张骞带了回来。石榴很受汉武帝的喜爱，被栽植于骊山温泉宫。西晋《安石榴赋》这样描写石榴：“榴者，天下之奇树，九州之名果。”南朝梁代江淹赞美石榴为“美木艳树”，陶弘景也称“石榴花赤可爱，故人多植之”。石榴到了唐代更是备受推崇，武则天特别喜爱石榴，当时长安城“榴花遍近郊”；而当年杨贵妃也很爱羡这似火骄阳般的石榴花，她在华清宫时亲手栽植了很多石榴树，因此就有了“贵妃花石榴”的品种。

石榴的花和果实火红艳丽，自古就被视为吉祥之果，象征喜庆吉祥，多福多寿，具有很多民俗文化含义。比如石榴籽多饱满，象征人丁兴旺，多子多福。所以古代青年男女结婚时，洞房里要悬挂两个大石榴，结婚喜庆用品如衣被、枕头等上面都经常有石榴的图案。

农历五月正是石榴花开最艳的季节，石榴花因此也作为端午时节的祥瑞之花，成为端午习俗中不可或缺的一道风景，因此农历五月又称“榴月”。而“榴花红似火，火红似朱砂”，朱砂色在民间有驱邪的作用，因此石榴花也被赋予了驱邪避凶的力量。五月端午时，民间往往把艾叶和石榴花一起作为驱邪的物品，如古代妇女端午时有佩戴榴花的习俗。《帝京景物略》云：“五月一日至五日，家家妍饰小闺女，簪以榴花，曰‘女儿节’。”《吴志》中也记载：“端午，簪榴花、艾叶以辟邪。”

而石榴果实成熟的季节则又是科考放榜的时间，人们往往用石榴果裂开时所含的果籽数量，来占卜预知科考上榜的人数，久而久之，“榴实登科”一词便约定俗成，被赋予“金榜题名”的寓意。

古人还从石榴花中提取红色颜料染制衣裙，因此常把红裙称之为“石榴裙”。这种裙子色如石榴之红，往往使穿着它的女子俏丽动人。梁元帝

的《乌栖曲》中“芙蓉为带石榴裙”便是“石榴裙”的典故由来。久而久之，“石榴裙”就成了古代年轻女子的代称，人们形容男子被女子的美丽所征服，就称其“拜倒在石榴裙下”。曹雪芹在《红楼梦》中还专门写了“呆香菱情解石榴裙”的一段故事。而“石榴裙”也出现在很多文人墨客的诗句中，李白“移舟木兰棹，行酒石榴裙”，白居易“钿头银篦击节碎，血色罗裙翻酒污”，万楚“眉黛夺将萱草色，红裙妒杀石榴花”都有对“石榴裙”那惊鸿一瞥的描写。

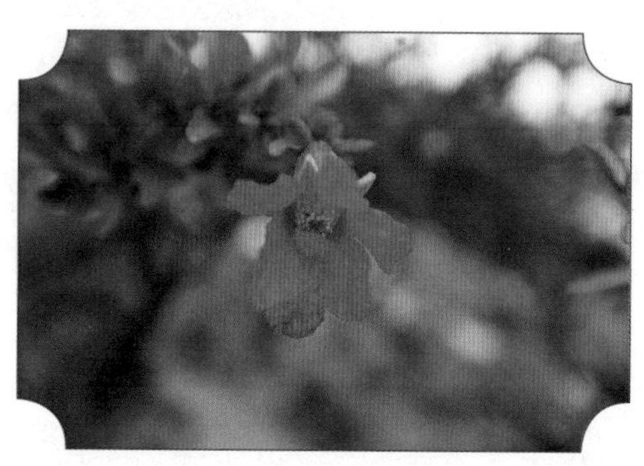

石榴不仅有观赏、食用的价值，还有多种治病功效，可治口疮等疾病。石榴皮、石榴叶、石榴花均有药用价值。石榴皮具有涩肠止泻、止血、驱虫之功效，常用于久泻、久痢、便血、脱肛、崩漏、带下、虫积腹痛。关于石榴的药用价值，还有一段动人的佳话，据传唐贞观年间，吐蕃领袖松赞干布迎娶文成公主回拉萨的途中，一路奔波劳顿，染上痢疾，腹泻高热，随行医生携带药物不全，束手无策，文成公主也是心急如焚。这时正好沿途石榴花盛开，文成公主从陪嫁的医书中查得，石榴花和石榴根皮有清热解毒、收涩止痢等功效，便命随行医生采集来，煎煮后给松赞干布服用，不久松赞干布就康复了。松赞干布对大唐公主更为敬佩有加。

“五月榴花照眼明，枝间时见子初成。”（宋代朱熹《题榴花》）若火如丹的石榴花和晶莹剔透的石榴果就这样用它的美好给人间带来那瑶池碧桃的享受。

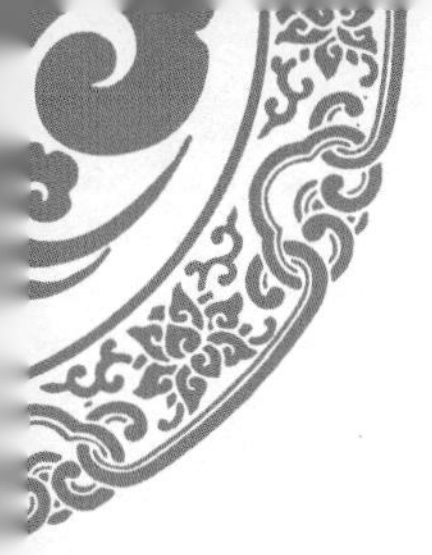

十五、溪边蒲笋供朝饭

香　蒲

青青水中蒲，幼女携筐筥。
就水采蒲根，意况殊凄楚。
采摘不盈筐，未可供朝糈。
——明·姚可成

注：筥（音 jǔ，圆形竹筐）；糈（音 xǔ，粮）

这是明代姚可成编撰的植物学著作中关于香蒲的一首诗。明代崇祯十五年（1642 年）大灾，饥民遍野，饿殍满地。姚可成从李东垣《食物本草》中辑录可以使用的野菜 60 种，又增补 60 种，收录到《救荒野谱》中。每种植物野菜都绘有植物的图谱，并附诗诀，供灾民辨识，更详细注明食法，以解饥荒之困。这首诗描写了贫苦的小女儿带着筐篮在水中采集蒲菜的根，蒲菜装不满筐，无法满足官家的赋任。这首诗中的香蒲是一种水生的植物，早在《周礼》中就有“蒲菹”的记载。香蒲的叶子柔韧且修长，其叶鞘层层相互抱合形成的白嫩假茎可以食用，称为“蒲菜”，其味似笋，常被称为“蒲笋”。蒲菜生吃脆甜爽口，熟食鲜嫩可口，西汉著名辞赋《七发》中描述“天下之至美”的美食时，就将“笋蒲”列入其中。据《淮阳县志》记载，孔子于公元前 489 年到陈州（今淮阳）时，师徒一众饥肠辘辘，学生子路在湖边采了一些蒲菜为大家充饥，所以蒲菜在淮阳当地又被誉为“圣人菜”。后来《诗经》中记录“其蔌维何？维笋及蒲”（蔌，音 sù，野菜），即把蒲菜和竹笋作为首当其冲的菜蔬。除了“圣人菜”，香蒲还有一个别名叫“抗金菜”。据传当年南宋抗金名将梁红玉被金国围困在淮安城下，箭尽粮绝，外援未到，百姓们采来蒲菜送到军中，最终军民同心打败了金

兀术统领的金兵。

蒲菜是江苏省淮安市特产，因此也受到历代淮安籍诗人的垂青。“苏门四学士”之一的宋代淮安诗人张耒(lěi)在《暮春赠陈器之》一诗写过“溪边蒲笋供朝饭，堂上图书伴昼眠”。曾著《淮安府志》的明代淮安诗人顾达在陕西为官时，病中思乡，写了诗句“一箸脆思蒲菜嫩，满盘鲜忆鲤鱼香”表达乡愁。吴承恩也是淮安人，所以在名著《西游记》第八十六回中也写了淮安的“蒲根菜并茭儿菜”。这都足以看出舌尖上的蒲菜承载了历代淮安人的饮食记忆。

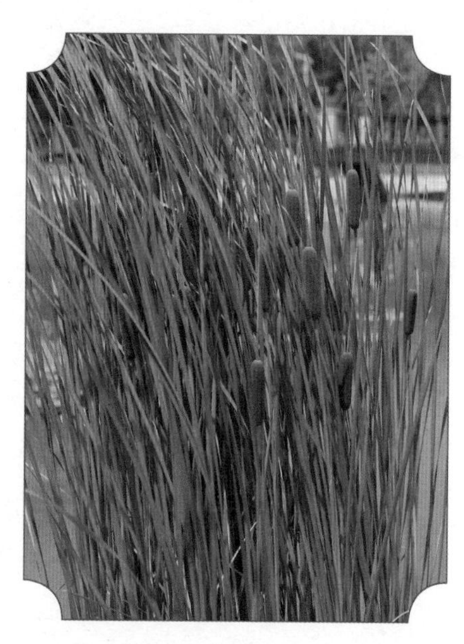

蒲菜不仅味道鲜美，还具有药用功效，祖国医学认为，蒲菜生吃有止消渴、补中气、解毒活血的功效，久食有轻身补益、固齿明目聪耳的作用。而香蒲叶片中长出来一根棕黄色的，类似“烤肠”一样的蒲棒，也具有药用价值，蒲棒其实就是蒲草的花穗，呈圆柱状，像蜡烛一样，因此又被称为“水蜡烛”，夏季把这个“烤肠水蜡烛”放在屋里，不仅能驱蚊子，还能驱除湿气和浊气。而蒲棒上面黄色的雄花花粉则是一味常用中药“蒲黄”，具有化瘀止血的作用，可以用于吐血、外伤出血、经闭痛经、跌打损伤等病症的治疗。

除了食用和药用，因为香蒲草纤维致密柔韧，全株都可以作造纸或者编织的原料。乐府诗《孔雀东南飞》在讲述刘兰芝被迫离家的时候，对丈夫焦仲卿说“君当作磐石，妾当作蒲苇，蒲苇纫如丝，磐石无转移”，这里就是把她对爱人的情义形容像蒲苇一样坚韧。《周礼》中记载：王者诸侯的祭祀席位分五几、五席。五席是指：莞席、藻席、次席、蒲席、熊席，

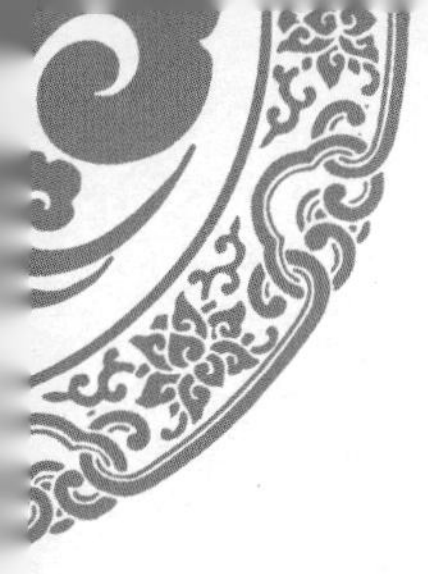

其中莞席和蒲席都是用蒲草编织的席子。《楚辞》中就讲道“抽蒲兮陈坐，援芙蕖兮为盖”，即在水中拔出蒲草编织坐席，采下荷叶做成船篷。元末明初诗人徐贲就曾作“青青水中蒲，织作团团扇”的诗句，都说明了香蒲的叶子能作编制之用。

历史典故中也有很多香蒲的身影。《汉书·武帝纪》中记载“遣使者安车蒲轮，束帛加璧，征鲁申公”，即汉时征召有名望的贤士，常特意用蒲草包裹车轮，减少震动，以示对贤士的尊重和关爱，后来就用“安车蒲轮”表达礼贤下士的态度。据《新唐书·李密传》记载：李密儿时家贫，以帮人放牛谋生，但他非常渴望读书，曾用蒲草编成篮子装着借来的书挂在牛角上，这样骑在牛背上时就可以一面放牛一面读书，后来他成为隋唐逐鹿中原的英雄。《庄子·应帝王》中也记载了上古贤人蒲衣子，尧、舜都曾拜他为师，甚至舜帝还要把天下禅让给他，蒲衣却不接受，继续隐居山林，他的名字即是因为常年穿一件蒲草编的粗服而来。而《汉书·东方朔传》则提到孝文皇帝“莞蒲为席，兵木无刃，衣缊无文”。皇帝贵为天子，富有四海却只以蒲草为席，说明他生活简朴，注重民生，上行下效，所以才成就“文景之治”。在历史文化中，柔韧芬芳的香蒲编织出来的更多地是一种朴素节俭和艰苦奋进的精神。

参考文献

1.（唐）孙思邈：《孙思邈医学全书》，山西科学技术出版社 2016 年版。

2.（明）杨继洲：《针灸大成》，中国中医药出版社 1996 年版。

3.（明）龚廷贤：《龚延贤医学全书》，中国中医药出版社 1999 年版。

4.（清）王士雄纂，陈明见点校：《随息居重订霍乱论》，人民卫生出版社 1993 年版。

5. 彭家柱：《阴阳会通解伤寒论》，中山大学出版社 2018 年版。

6. 王明强主编：《 中国古代医学教育思想史》，中国中医药出版社 2018 年版。

7. 杨贵琦、耿庆义主编：《医德要览》，陕西人民出版社 2010 年版。

8. 赵清新编著：《杏苑撷趣》，世界知识出版社 1993 年版。

9. 段逸山、王庆其主编:《 中医名言通解》,湖南科技出版社 2018 年版。

10. 赵喜民等主编:《中华美德大辞典》,陕西人民教育出版社 1994 年版。

11. 宣扬、李玉荣：《医者仁心：中华传统医德读本》，安徽大学出版社 2018 年版。

12. 戴慧华主编：《医乃仁术：古今中外医德故事》，上海科学技术出版社 2010 年版。

13. 伍天章：《医学伦理学》第 2 版，高等教育出版社 2015 年版。

14. 严世芸：《中国医籍通考》，上海中医学院出版社 1992 年版。

15. 潘文、袁仁智主编：《话说国医 · 甘肃卷》，河南科学技术出版社 2017 年版。

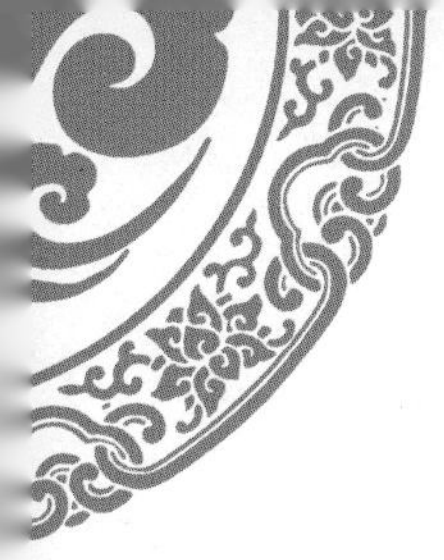

16. 杨守真：《跋山涉水寻中医》，中国中医药出版社 2019 年版。

17. 何士明：《红楼梦诗词鉴赏辞典》，上海辞书出版社 2017 年版。

18. 郑国柱编著：《中国著名医药家成才故事》，金盾出版社 2016 年版。

19. 刘灿、刘伟编著：《难病奇方系列丛书（第 4 辑）：身痛逐瘀汤》，中国医药科技出版社 2013 年版。

20. 宋月航：《中国历代名医传》，华文出版社 2017 年版。

21. 谢清果、钟海连主编：《中华文化与传播研究（第 4 辑）》，九州出版社 2019 年版。

22. 罗大伦：《古代的中医》第 3 版，中国中医药出版社 2017 年版。

23. 杨晓光、赵春媛主编：《中医中药轶事珍闻》，人民军医出版社 2007 年版。

24. 盛维忠等校注:《 精选中医妇科名著》, 中国中医药出版社 1996 年版。

25. 王玉来：《杏林春秋》，商务印书馆 2018 年版。

26. 唐廷猷：《中国药业史》第 3 版，中国医药科技出版社 2013 年版。

27. 马有度主编：《医中百误歌浅说》，人民卫生出版社 2010 年版。

28. 赵鸿君、张存悌主编：《话说国医 · 辽宁卷》，河南科学技术出版社 2017 年版。

29. 杨新建、魏子柠编著：《 中国医魂》，河北人民出版社 2014 年版。

30. 李宏：《瘟疫面前，中医从来都很“硬核”》，《大众健康》2020 年第 4 期。

31. 王洪车：《“疠迁所”的历史透视》，《黑龙江史志》2009 年第 22 期。

32. 刘晋熙：《中国古代对传染病预防的认识》，《中国医药指南》2012 年第 28 期。

33. 古军、李正平：《免疫法的先驱》，《中国健康月刊》1982 年第 2 期。

34. 郑洪 、陆金国：《中医抗战纾国难》，《中国中医药报》2010 年 6 月 30 日。